imaginist

想象另一种可能

理
想
国

imaginist

五感之谜

The Man Who Tasted Words

Inside the Strange and Startling World of Our Senses

Guy Leschziner

[英] 盖伊·勒施齐纳——著

高天羽——译

北京日报出版社

THE MAN WHO TASTED WORDS: Inside the Strange and Startling World of Our Senses
by Guy Leschziner

北京版权保护中心外国图书合同登记号：01-2022-5418

图书在版编目（C I P）数据

五感之谜 / (英) 盖伊 · 勒施齐纳著；高天羽译
. -- 北京：北京日报出版社，2023.2
ISBN 978-7-5477-4520-5

Ⅰ. ①五… Ⅱ. ①盖… ②高… Ⅲ. ①感觉器官－普及读物 Ⅳ. ① R322.9-49

中国国家版本馆 CIP 数据核字 (2023) 第 005779 号

责任编辑：卢丹丹
特约编辑：EG
装帧设计：陈威伸
内文制作：EG

出版发行：北京日报出版社
地　　址：北京市东城区东单三条 8-16 号东方广场东配楼四层
邮　　编：100005
电　　话：发行部：(010) 65255876
　　　　　总编室：(010) 65252135
印　　刷：山东韵杰文化科技有限公司
经　　销：各地新华书店
版　　次：2023 年 2 月第 1 版
　　　　　2023 年 2 月第 1 次印刷
开　　本：1230 毫米 ×880 毫米　1/32
印　　张：10.5
字　　数：217 千字
定　　价：56.00 元

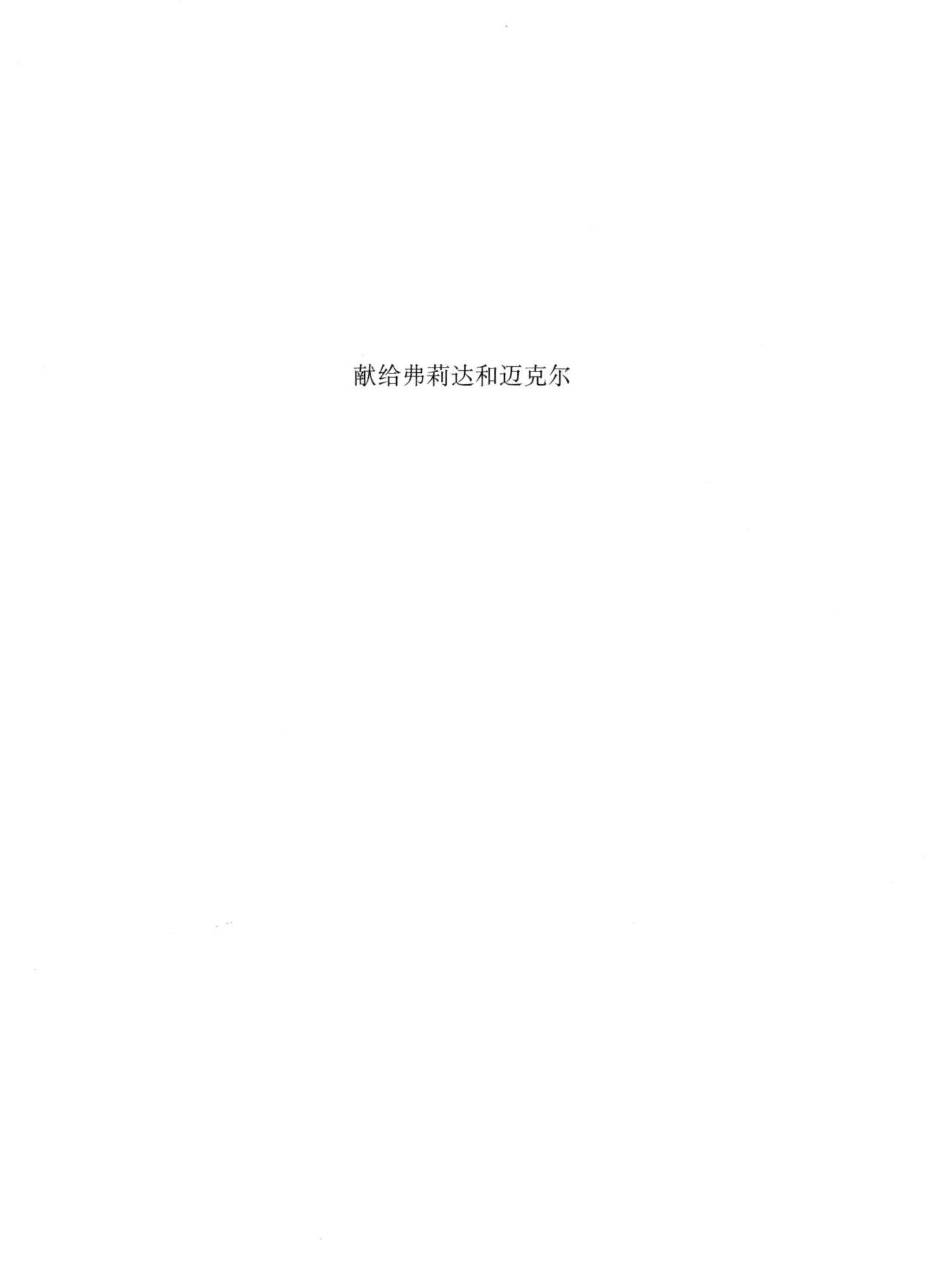
献给弗莉达和迈克尔

目　录

前　言　1

第一章　无痛非英雄　7

第二章　脑内省识僵尸面　51

第三章　细嗅玫瑰，但觉恶臭　89

第四章　脑内歌曲大联唱　111

第五章　盲视国度　139

第六章　咖啡与豆蔻　173

第七章　自带天旋地转效果　207

第八章　滚烫的泪　231

第九章　想象的枯竭与泛滥　265

后　记　关于真相的真相　291

致　谢　301

术语解释　305

进阶阅读　313

译名对照表　321

前　言

人在灵魂之外并没有独立的身体，因为所谓“身体”只是灵魂被五感觉察到的部分，而当今时代，五感是灵魂的主要入口。——威廉·布莱克《天堂与地狱的婚姻》

“上帝说‘要有光’，于是就有了光。”于是还有了流水的声音，有了微风吹拂亚当面庞的触感，有了百花的气味，也有了夏娃口中苹果的味道。于是世界诞生，我们也诞生在世界之中。从我们睁开眼睛的那一刻起，双目便被亮光所炫，鼻孔充满母亲的体香，舌头尝到奶水的甜美，耳畔传来慈母抚慰的嗓音，皮肤也摩挲到了她那舒服温暖的皮肤。当我们开始通过感官觉察周遭，世界就变得无比真实起来。不仅如此，在每一个醒来的瞬间，我们都等于在世界上重生了一次。每天早上睁开眼睛，缥缈的梦境就变成冷硬的现实，清晨的嘈杂车流或鸟鸣之声将我们从沉睡中拖出，猛地拉回地面。

回想你人生中的任何一刻，从平凡无奇的日常操劳到那些值得珍藏的特别瞬间：爱人后颈的香气，或是新鲜冲泡的咖啡香；能将你径直带回童年的佳肴的味道——那是记忆中的一段安逸快乐的时光；电台中突然响起的你钟爱的歌曲；火车站台显示屏上熟悉的文字，提示你要乘坐的早班列车将会晚点；还有你牵着自家孩子的小手的触感。

生命中的这些刹那片刻促成了我们的外部世界和内心世界的融合，将我们的记忆、情绪、往事、欲念，与我们的环境汇集到一起。我们正是凭借视觉、听觉、味觉、嗅觉和触觉这五感来觉察现实、感知（perceive）自身之外的世界。这些感官是我们通向现实的窗户，是连通我们内心与外部生活的管道。它们是我们吸纳外部世界的方式。没有感官，我们就会被切断、隔绝，并漂向虚无，留给我们的，最多不过是内心世界中的某种虚拟生活。

* * *

我最早的记忆是橙。不是那种水果，而是那种明艳而略带酸味的颜色，那是只属于 20 世纪 70 年代、并体现 70 年代精华的颜色。我仰头可以望见蓝天，但我的周围，每一个方向，都是橙色。许多年里，我始终不明白这段橙色的记忆来自何处。它的源头是一个谜，年代也不可考。直到多年以后，可能十几岁时，我才偶然在家庭相册中看见了一张相片，它色调怀旧，边缘也卷了起来。相片中，我母亲烫着很卷的头发，正站在一片空地的中央，那是西德的一个小村子，是我度过幼年的地方。母亲身边是一部婴儿推车，里面一个小家伙就是我。手推车发出塑料的光泽，那乙烯基质地想必是70年代中叶现代文明的最高象征。推车的颜色是橙色，正是我回忆中的那片颜色。我一下子明白了，记忆中模糊的景象是什么：我正坐在婴儿车中抬头仰望，橙色面料的罩子框出一方蓝天白云。

但我随即又想到了另一种解释：也许我从前就见过这张相片，就在我随家人来到英格兰后的头几个月或头几年里，我们曾温习过之前在另一个国家生活的一点零星纪念。也许这部推车，这片橙色，我已经见过许多次。也许我心中的那段记忆，那段我向来认为是对自己的人生最早的意识留存，其实并不是真的。也许那是我自创的一段虚假记忆，是我对过去的一番虚构性描绘，是我的心灵对现实的背叛。

我们都很熟悉记忆会“不准确”或“不完整”的说法，知道自己对过往的回忆会随着时间消散或模糊。我们可能把事情记错，或者完全忘掉。我们甚至会平白创造出一些记忆来。大脑的这个缺点对我们显而易见。但或许还有一种可能。或许被大脑变幻莫测的功能所扭曲的，不仅是我们对经验的记忆，还有那些经验本身。

关于周围世界的画面、声音、气息、味道和触感，是牢固、清晰、确切而真实的。我们对它们确信不疑，所谓“眼见为实”。

亲身感知到一样事物，就能将它巩固在现实之中——它不再是听自他人口中的故事，不再是二手经验，而是对周围世界的一个确定表征，就像我们脚下的地板一样牢固，像割伤我们手指的刀刃一样锋利，像耀花我们眼睛的太阳一样明亮。是物理世界包裹着、铸塑着我们，而感觉就是我们进入物理世界的门户。经由感觉行动，怀疑被丢到一边。我们对自己的所见所闻有着绝对的信念，超过虔敬之人对上帝的笃信。在亚里士多德看来，人类的五感是一切知识的根基，通过五感，我们才观察到世界的“本质”。通过感官，我们的精神才与物质世界交流。我们的内在世界、我们的心灵，会像软蜡一般打上感觉经验的印记。

但也许我们应该多保留一些不可知论，对感觉的信任少一点热烈，对自己的眼、耳、肤、舌和鼻多一点质疑。我们满以为这些传达感觉的器官非常可靠，精确地见证着外部世界，我们相信它们会准确报告我们瞥见的那丛玫瑰的色彩，或其中一根棘刺扎破我们手指的疼痛。但这么以为是错的。我们所认为的对周围世界的精确表征，只不过是一种幻象，是对感觉信息的层层加工，加上我们按照预期对这些信息的解读。比如在一张平坦的纸上加上阴影就能看见三维物体，或是没有明确的原因而感到身上痒痒。我们感知的关于周围世界的“绝对真相”，其实是一种复杂的重构，是由我们的心灵和神经系统密谋再造的一种虚拟现实。而且大体来说，我们对这个过程全无觉知。感知与现实之间的分歧一旦揭晓，我们会马上感到震惊，比如观看 M. C. 埃舍尔的一幅画作，或是争论一条裙子是白色、金色还是黑色、蓝色之时。

这些感觉的终端器官，我们的眼、耳、肤、舌和鼻，都不过是知觉（perception）通路上的第一个环节。我们的视觉和听觉体验，和落在视网膜上的光束或在内耳耳蜗中使纤毛细胞振动的声波，都只有很松散的关系。在身体和世界发生实际交互之后，我们神经系统登场了，它复杂得就像超级电脑，会从根本上修改我们实际触到、尝到、嗅到、看到或听到的东西，将基本的信息输入，翻译成带有意识含义的体验：视网膜上的光影交错变成了爱人的面孔；手中一件湿湿凉凉的物体加之舌尖上轻轻升腾的泡沫，形成了一杯美味香槟的体验。这是一个极度抽象、极度简化又极度整合的过程，我们看不到，也探测不到它。这一条条从物理环境通向相应主观体验的路径曲折复杂，它们会被这套系统的性质所扭曲，也会被疾病或机能障碍所破坏。

在下面的章节中，我将向各位介绍各式各样的人，他们经历了一些感官上的改变，于是对世界某一方面的知觉缩小或放大了；他们所认识的现实，被自身感官重塑到了异常甚至惊人的地步。其中一些人的状况是天生的，另一些人是后来遭遇的；其中许多人的体验被视为“疾病”或“障碍”，但也有些人仍处在人类的正常范围，虽说他们居住的世界简直不像真的。对所有这些人来说，异常都从本质上改变了他们，有些情况下还让常人熟悉的那种生活变得面目全非。他们有些是我的病人，还有些是其他关系。他们个个都不一般，不仅因为他们的体验非同寻常，还因为他们慷慨地分享了自己的故事。神经病学的世界一直是这样：要深入了解神经系统的正常功能，就得在它反常的时候研究它。

本书所讲的故事，鲜明地呈现了人类感官的局限性和特异性，这些都关系到我们每一个人。它们展现了这些局限性和特异性是如何依赖神经系统在结构和功能上的完整性。重要的是，它们也指出，我们每一个人对世界的知觉，都可能与现实大相径庭。面对这些主人公的体验，我们不禁会思考，现实的本质是什么，身为人类又是怎样的。

第一章

无痛非英雄

对于疼痛你只有一个愿望：叫它快停。身体的疼痛是世上最坏的事。——乔治 · 奥威尔《1984》

这只平凡的手，只是孤独地渴望能触碰什么东西，并被那东西回以触碰。——安妮 · 塞克斯顿《触碰》

“当我小时候掉了一颗牙时，我爸爸做了一件错事，他告诉我，只要把掉下的牙齿塞到枕头底下，牙仙就会给我一英镑。”对我说话的是今年 34 岁的保罗，“我立刻想道：‘哎呀太好了！我的脑袋里有好多牙齿，能换好多英镑呢！’”他轻笑了一声接着说，“后来我爸爸发现我拿着一把钳子，正试着把牙齿都拔出来。”此刻我坐在保罗家的餐桌旁，他父亲鲍勃和母亲克莉丝汀在我们身后做着琐事，保罗则对我倾诉着他恐怖的童年故事。保罗扭头对父母说：“我记得有一次问你们要点零食，薯片什么的，你们不给，说马上就吃晚饭了。我就站在那儿，当场掰断了几根手指，因为我的愿望落空了。”他示意着向后掰手指，我都听见了它们的咔咔声。“对，我做过不少蠢事，那些显然是任何正常孩子都不可能想到的。”既然保罗和鲍勃这么说，那么也很显然，保罗当初不是个正常孩子。其实，他现在也不是一个正常的成人——因为他感觉不到疼痛。他告诉我：“要我对经受疼痛的人表达共情可太难了。你要是自己感觉不到疼痛，就难理解疼痛是什么。”

无法感受疼痛，这是超级英雄才有的本领，也是饱受疼痛折磨的人最深切的愿望。可惜，保罗对疼痛的无感并没有伴随超强的力量、折不断的筋骨和超级愈合力。我要保罗估计估计他骨折过多少次，他说：“肯定有几百次，小的大的都有。手指、脚踝、手腕、手肘、膝盖、大腿，还有头骨——我想没有一块骨头是我没弄断过的。”刚才我一进屋时，保罗已经在餐桌前坐定了。我的第一印象是，他是个金发的青年，戴着眼镜，外表很普通。如果在街上擦肩而过，我并不会多看他一眼。谈话间，我看出他双手有一些畸形，而直到我将要离开、他也站起身时，我才发现他竟是那么矮小。他的身高可能才刚过 1.5 米。“我长这么矮只有一个原因，就是我小时候的膝盖伤，我好几次都弄折了生长板，那大大阻碍了我的发育。”当他走向门口为我送行时，我注意到了他跛行的步态、弓形的双腿，那都是一次次骨折没有良好愈合的证明。

* * *

思考一下你的五感，给它们排个序：对你的生存不可或缺的排最先，可以优先牺牲的排最后。这是一项假想的足球联赛，是一份赢得赛事所需的球员排名。于我而言，排第一位的肯定是视觉。没有了视觉：无法阅读、看不见朋友和家人的面孔、欣赏不了美丽的风景，我可承受不来。第二位是听觉：无法聆听音乐或讲话，几乎同样不可忍受。这两种感觉都能让我们发现远方的世界、了解超出自身左近的环境、获得愉悦、察觉危险、参与社交并与他人交流思想观念。在我的排名表的最下方、濒临降级的两种感觉，是嗅觉和味觉。虽然离开食物的丰富世界、丧失嗅闻之乐都很可怕，但我的生活还可以继续。至于触觉——唔，它肯定比不上视觉或听觉，就排第三位好了。

但是且慢。想想看，没有了触觉，生活会是什么样子：我们将无法感受爱人的拥抱，阳光照在脸上的温暖，还有靠近火焰时的热气警示。触觉不仅仅是这些感觉。有了触觉，我们才能正常地行走，感受地板在脚底的不规则起伏，明白身体处在空间的什么位置，在系鞋带或用刀叉吃饭时知道双手的相对关系，在买公交车票时从口袋里掏出合适的硬币。要是没有触觉，这些简单的动作都将无法完成。你可能只把触觉想成一种次要的感觉，但事实也许正相反。也许触觉是人之为人的内禀，它深深嵌在我们的生存、我们的意识之中，使我们几乎无法想象生活中没有了它会是什么样子。我们的语言也在很大程度上反映了这一点。我们形容某人“温暖”或“冷漠”、“柔软”或“坚硬”，将品格或感受说成是身体的感觉。我们还会使用如下说法：“你的善良触动了我”“她真叫人头疼”“他有时会头脑发热”。我们生活中的语言非常倚重触觉，超过听觉或视觉。这不仅仅是语言的模式，还可以对应到现实。实验显示，你在与人对话时是握一杯热饮还是冷饮，会决定你对谈话对象的判断是“更热情”还是“更冷淡”。在面试某人时摆弄一块硬木还是一块柔软的材料，也会影响你对面试对象的认知。幼年时依偎在母亲胸口的暖意，以及随之生出的安全与舒适之感，会笼罩我们的余生——这是人性和人类语言的一个内在面向。一个拉近距离的拥抱、一阵轻柔的爱抚、手臂上的一次触碰、后背上的一记轻拍，触觉使我们与周围的人建立联结。触觉远不止在皮肤上激起的简单电脉冲，而是牵连着我们的情绪、记忆以及对自我和对他人的认识。我在许多病人身上见过这一感觉遭到破坏后造成了怎样的冲击，在那之后我就绝不愿意让它先于其他感觉丧失了。

阅读本书时你将会发现，感觉的丧失会造成极大的破坏。但丧失的如果是“痛觉”这种最响亮的感觉，却似乎不是诅咒，而是福音。疼痛会一路尖叫着冲进我们的意识，将其余的一切都排挤在外。踢到脚趾、撞到脑袋或是割破手指，这些剧痛都会将其他感觉和感官推到一边，要求我们立刻关注并采取行动——而保罗的例子已经证明，这非常合理。痛觉能防止我们伤害自己，至少让我们不再犯同样的错误。我们需要痛觉来帮我们学会避开锋利或灼热的物体，教导我们周围的东西哪些可能有害，并使我们能察觉伤口或感染。当我们真的伤到自己，痛觉又能使我们集中注意寻找受伤的身体部位，对它实施保护和固定，使它能够妥善地修复愈合，而后再被使用。

痛觉的这些不同功能体现在它的不同特质当中。它的一个重要方面是知道疼痛发生在哪里、找出受伤或受损的部位。搞清楚剧痛的原因是某根手指烫到了热锅上，还是左侧大脚趾扎了一根刺，对我们的生存至关重要。

此外，痛觉也有情绪的一面，那种揪心的不适、那种恐惧，都是让人学会避免痛苦的有力因素。没有了与受伤的感觉相伴的情绪包袱，我们就不太容易从自身的错误中吸取教训，并制定策略来防止重复受伤。那样一来，风险就太大了，我们的寿命会缩短，人类这个物种的生存也会受到危及。事实上，我们的大脑就显示了痛觉的情绪方面在我们演化中的重要作用。负责疼痛这个方面的脑区，在人脑演化史上是最古老的，早在千百万年之前，这些结构就已经在动物的演化路径上产生，并从此被永久保存下来，标记着痛觉的效用。

对动物和人类的研究指出，有多处脑区域参与对疼痛的知觉。脑内并非只有一个点、一片区域用来“感受”疼痛。相反，感知疼痛的底层机制更像一张网络，而非单独一条通路。这张网络对应着我们对于痛觉不同方面的理解：它的一些部分用来确认身体上疼痛的位置，称为“感觉辨别力”（sensory-discriminative）成分；另一些负载情绪，常称作“情感”（affective）成分。两方面彼此独立又相互关联。

关于疼痛来自何方的信息，会传送到一个会参与触觉的所有方面的脑区：躯体感觉皮层（体感皮层）。这块脑组织上有一个“体感小人儿”(homunculus),是大脑到身体的“感觉映射图”。如果用图表或模型表示，它就是一个极度扭曲的人体形状，嘴唇、舌头、手和脚都胀得很大,因为这些部位的感受器最为密集,也最需要分辨每一下触碰的具体位置。同时，关于疼痛的信息还会传送到演化上更为古老的脑区：负责为我们产生情绪和动

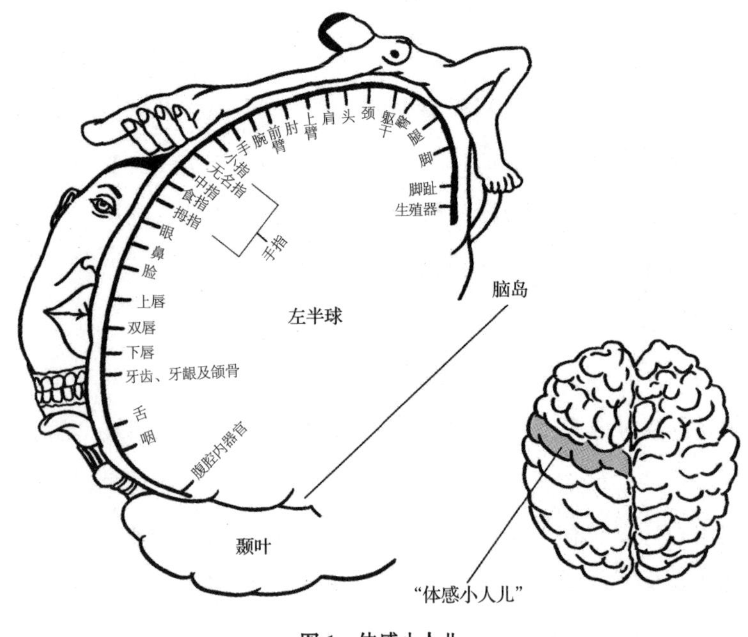

图 1　体感小人儿

机的脑区；以及为我们编码原始需求的脑区，其中既包含“有益”的需求如饥饿、口渴和性欲，也包含“讨厌”的需求如恐惧、危险和很重要的疼痛。就在这里，在边缘系统，这个位于人脑中央深处的情绪中枢，触觉的情感成分被加工了出来。

边缘系统的一个特定部分，前扣带回皮层，与伴随疼痛的不适和恐惧有关，它也是驱使人回避疼痛的一个有力因素。这个脑区受损，就会造成一种名为“示痛不能”（pain asymbolia）的现象：伤病者能感知到疼痛的精确部位、质地和强度，却没有相伴的情绪产生，这会使人对疼痛无动于衷，避免疼痛时也很缓慢，因为他已经丧失了情绪动机，不会不计代价地避免再次受痛。同样的道理，当相关通路损毁，无法再导向负责形成身体映射图的脑区时，伤病者还会体验到疼痛所引起的负面情绪冲击，却不知道疼痛究竟来自何处。

* * *

我还记得我的孩子学走路的样子：要是滑下几级台阶或是跌了一跤，他们就会慎重起来，小心走路。给姐姐打了一巴掌，他们也会吸取教训：要尊重兄弟姐妹的玩具。我自己最早的一则记忆是在大约三四岁的时候。我记得那是一个炎热的晴天，是我老家的典型夏日。我们当时住的小村子位于黑森林边缘，几公里外就是划分德法两国边境的莱茵河。那天我和朋友们玩，骑骑自行车，在游乐场上找找乐子，空气中回荡着我们兴奋而快乐的尖叫。我们像一群淘气的流浪儿，完全摆脱了大人的管束，在村里的街道上尽情闯荡。太阳的热气渐渐散去。我记得自己又累又饿，公寓楼那扇又大又沉的玻璃门，成了挡在我和晚餐之间的障碍。我用力将门拉开，门打到了一只蜜蜂，它立刻朝我飞来，蜇了我的胳膊。我至今还记得它收紧腹囊、把一腔致痛的毒液注入我皮肤的画面。转眼间，快乐的尖叫变成了剧痛的哀号，我也从此对一切会飞会蜇的东西产生了一股敬畏。

但对保罗来说，这类人生教训是完全陌生的概念。小时候的他，根本无从知道有些事不能做。恰恰相反，保罗会通过破坏自己的身体寻求奖赏。“我以前老做些傻事，像是从一段楼梯上甚至屋顶上跳下来。反正对我来说没什么不好的后果。我一点也感觉不到痛，反而看见周围的人对我格外关注。”他记得自己一次次进入医院，被医生护士围在中间，一边受宠一边觉得他们大惊小怪。保罗执拗地认为，伤害自己是一种积极体验。他父亲鲍勃记得有那么一次，他发现儿子正站在车库的平屋顶上。“我吓坏了，可是隔壁邻居却说：‘你看，鲍勃，是你太紧张了。你知道小孩子喜欢哗众取宠。你应该对他说，保罗，你要跳就跳，把两条腿都摔断才好。这叫逆反心理！’我回答邻居：‘我试试看，你的话有道理！’于是我对保罗说：‘保罗，你要是想跳下来摔断两条腿，后面两个月都躺在医院里，那就随你的便。’他听了立马从房顶上跳了下来，摔断了两条腿——然后在医院里躺了几个礼拜。他可喜欢这样了。”

保罗之所以完全感觉不到疼痛，是因为他患有一种极罕见的遗传疾病，叫“先天性无痛症”（CIP）。自出生的那一刻起，他就不曾体会过身体上的疼痛，头痛、牙痛或任何疼痛都一概没有。父亲鲍勃表示，母亲克莉丝汀从一开始就觉得保罗身上有些古怪。他记得妻子说过：“你不觉得奇怪吗？这孩子从来不哭。”起初鲍勃只当保罗是一个快乐的宝宝。但有一天，那时保罗大概 10 个月大，他躺在地板上，身边全是毛绒玩具，鲍勃下班回家，走了进来。鲍勃回忆说：“忽然克莉丝汀惊得跳了起来，因为我正踩着保罗的胳膊！当时地板上全是玩具，我没注意到。”尽管被一个成人踩了，保罗仍没有哭。一声都不吭。到这份上，克莉丝汀终于认定，保罗和其他孩子大不一样。这件事之后过了一段时间，保罗因为某种脓肿被送进医院，他的这种状况才引起医生的注意。医生询问，保罗有没有因为不舒服而哭过，鲍勃对他说：“我妻子有一个疯狂的想法，就是这孩子感觉不到痛。”医生于是开始了对保罗的诊断。鲍勃告诉我：“我们去了大奥蒙德街儿童医院，医生在他身上放了好些电极。他们说：‘我们每次增加 10 伏特，他身上的一些部位会感到痛的。’但结果令他们相当不安，因为他脸上和胳膊上的静脉明明都鼓了起来，他们把电压都加到了 300 伏，却仍没有在他的任何一个部位找到一点点疼痛反应。我记得当时还说，他长大了去当拳击手倒是挺好，当然，我还没意识到没有痛觉究竟意味着什么。”

我很想知道保罗对心理痛苦的理解是否也受了影响，身体疼痛的缺失有没有以某种方式阻碍了他的相关神经系统的发育，导致他无法加工情绪上的忧惧。他体验过心碎和丧失的痛苦吗？据他自己判断，他在生活的这个方面和其他人是一样的。他说："在成长过程中，我曾许多次听别人说情绪和［身体的］疼痛是有关联的。我能感到触动，感到情绪，感到其他的一切感受，我只是感觉不到疼痛。"我问他，当别人说起心碎的痛苦、悲伤的痛苦，他是否有切身体会，还是仅能在纯粹智力的层面理解别人？我问他，既然他在看到别人身体疼痛时无法共情，这种漠然的态度有没有延展到情绪的伤痛上去？保罗明确地否定了我。他曾几次失去生命中的重要人物，有几位家庭成员已然逝世。很不幸，那种内在的痛，那种内心深处遭受咬啮的丧失之感，是他非常熟悉的感受。当我们开始更加宽泛地探讨生命时，我明显看出他能感受到因错失机会、付出爱情却得不到回报、以及梦想无法实现而产生的痛苦。对于保罗，身体的痛和情绪上的痛是断然分开的。乍一看这似乎有一点不幸：既然本已感受不到身体的痛，或许连心理的痛一起免去更好一些。但反过来说，如果没有对于失去的悲痛或恐惧，或许也就没有了爱所产生的欢乐、渴求带来的煎熬。没有了这些深刻的情绪，我们的生活还剩下什么？我们会变得如同精神变态者，无法与别人建立关系，也无法对别人的生活共情。

保罗能感受到此类情绪痛苦，说明在他脑内，支配痛觉这个方面的中央网络还在，未受他病情的影响。他的问题更为基础，只涉及对身体疼痛的知觉。无论是身体受的伤，还是火烧、刀割或炎症等有可能损伤组织的触发事项，都没有传入他的脑内。

神经系统中的脉冲传导，依赖一种非常特殊的分子机制，称为“钠通道”。钠通道是一种分子孔隙，位于神经细胞（即神经元）的外膜上，就像细筛上的网眼。但和筛子不同，这些孔隙大多时候是闭合的，只有在特定条件的触发下才会开启。钠通道受触发开启时，钠离子及其携带的正电荷会涌入细胞，就像拔掉浴缸塞子后流走的洗澡水。神经细胞表面的这种细微电荷变化本身还不足以形成信号传输，但触发钠通道开启的因素，却对此种生命基石般的生理过程至关重要。钠通道有一种非常特殊的性质：能探查到电荷的微小变化，周边只要有一小股离子流就能使它开启。一条钠通道的开启又会引发相邻钠通道的开启，这种连锁效应会使电脉冲迅速传遍整条神经细胞。如同足球赛场上的观众人浪，每条钠通道都是一名观众，时刻等着身边的球迷起身，好将一条信息从球场的一头传到另一头——对于钠通道而言，就是从一个神经细胞的一端传到另一端。

钠通道体现为多种形式，每一种的性质都略有不同，并以不同的密度存在于身体的不同部位。有些通道不会因电荷状态的改变而开启，能触发它们的是化学递质，比如负责肌肉收缩的那些。具体来说，电脉冲沿神经细胞一路传递，会使神经末梢释放一种名为“乙酰胆碱”的化学物质。肌纤维中的钠通道感应到乙酰胆碱，于是开启，由此激起规模式的化学反应，最后带动肌肉。不过，因为电荷状态变化而开启的钠通道，仍是沿我们的神经传送电脉冲的主要途径。

有些类型的钠通道大量参与了疼痛信号的传导。保罗的病就充分向我们说明，有这么一种钠通道，是传导疼痛的关键。他的问题在于一个名为 SCN9A 的基因发生了变异，该基因携带的遗传信息能生产一种名为 Nav1.7 的钠通道。Nav1.7 通道在传递疼痛的通路中特别密集，它们在功能上的任何改变应该都会特别影响对疼痛信号的加工。保罗完全没有激活的 Nav1.7 通道。他的遗传错误还不是生成的 Nav1.7 通道难以触发；他所携带的突变很糟糕：他根本就没有生成具有功能的通道。

但要让保罗表现出病状，单一个突变还不够。对几乎所有基因而言，我们都携带两个副本，一个从母亲那里继承，另一个来自父亲。因此，我们即使继承了一个无法产生离子通道的基因副本，仍可以倚靠另一个正常的副本。虽然鲍勃和克莉丝汀都是保罗这种病的携带者，但他们两人都完全没有发病，因为他们都只携带一个异常基因。至少在组建家庭之前，两人对此都毫不知情。然而，保罗从他们两个那里都继承了这个异常基因，导致他身上任何地方都没有能发挥功能的 Nav1.7 通道。那套对于传输疼痛电脉冲不可或缺的机制，保罗一点没继承到，这使他彻底没有了痛觉。

保罗的这种特殊的分子功能丧失造成了一种非常独特的肢体功能障碍，而其他的分子机制则完好无损。我问他能否感受到咖喱的热辣或是薄荷的清凉。他说他能感到辣椒的热力，但并不觉得那有什么不舒服——这股热力并不关联着灼烧、疼痛或不适等感觉。他回想起几年前和一个朋友一起去一家餐厅吃饭。“那家店能吃到很辣的辣椒，我就激那位朋友吃一只试试。他咬了一口就开始冒汗，嘴里像在冒火。而我静静地坐在那里连吃了五只。我是感到嘴里发热，但一点不觉得那有什么不舒服或是疼痛。”真是一场不公平的竞赛，我心里暗想。保罗皮肤上的温度感应器，包括口腔内外的敏感皮肤上的那些，都能正常工作，只是与温度相连的疼痛信号消失了——这是一条重要的证据，说明感觉的不同方面几乎是完全独立传输的，就像彼此平行的火车轨道那样，载着不同类型的乘客前往同一终点。更奇怪的是，长大后的保罗还发现他没有嗅觉。原来除了产生痛觉，他欠缺的那类钠通道还担负重要的嗅觉功能——两个如此特化的功能竟然集中于一条通道，真是奇怪的组合。

更为不幸的是，保罗并不是这个家里唯一的病人。他有两个妹妹，虽然概率微乎其微，但三人都患了这同一种病。从统计上讲，这几乎是不可能的事。鲍勃和克莉丝汀每生一个孩子，都有 1/4 的概率传递两个异常基因，这样算来，三个孩子全部发病的概率仅为 1/64。两个人各携带一个异常基因、再相遇并组成家庭的概率，本身就已经小得可以忽略，这也是这种疾病如此罕见、全世界最多才几十例的原因。但是在保罗的两个妹妹出生前，克莉丝汀在心里就知道她们也会得这种病了。

怪病对一家人造成了毁灭性打击。对克莉丝汀和鲍勃来说，事情的可怕程度超出了他们的理解。他们最年幼的孩子阿曼达因为痛觉缺失没有活下来。她在 13 个月大时因脓毒症去世，医生没看出她有这种病，部分原因是她没能像正常孩子那样，在疼痛时表现出令人警觉的迹象。雪上加霜的是，对保罗和他妹妹维姬这两个幸存的孩子而言，要保证他们继续存活是一项难比登天的任务。“我们两个做父母的每一天都在担惊受怕中度过。”

我们坐在餐桌边谈话时，我注意到房间一角有一只石材饰面的壁炉，里面可以点燃煤气火，壁炉口罩着一层玻璃，将炉火与房间隔开。保罗望向那只壁炉，轻轻一笑说：“我和妹妹以前常玩一个游戏，就是在壁炉烧火时把手放到玻璃上。我们很喜欢听自己的皮肤灼烧的滋滋声。”鲍勃在一旁耸肩说道：“他们会在客厅里大笑，听着自己的手像煎锅里的培根似的滋滋作响，直到烫出满手的水疱。”

鲍勃也想起了两个孩子玩的另一个游戏。他曾听见他们在后院荡秋千，一阵阵欢笑穿过玻璃后门传进屋里。“克莉丝汀对我说：‘你去看看他们吧。’我说：‘他们好着呢，老婆，就是在玩嘛！’可是当我出去查看时，却发现保罗和维姬浑身是血。维姬敲掉了满口牙齿，保罗的牙也掉了几颗。”两个孩子的脑袋都需要缝针，他们的眼眶都黑了，鼻梁也断了。第二天，一家人一齐出门去看演出，结果看出了意外。见两个孩子缠着绷带满脸瘀青，观众大为骚动。他们回到家时，警察已经等在了那里。

鲍勃带着一些怨气，回想起其中一名警察领他走进餐厅后的情景。“那警察说：‘你觉得一个 100 多公斤的大男人打孩子，是不是很棒？’他骂我的话难听极了，我都学不出口。”鲍勃抗议，但对方仍威胁要拘捕他，直到警方了解了相关的医学背景才算作罢。他们很快道歉，当地警局还为两个孩子搞了一次募捐。

这些年里，鲍勃和克莉丝汀跟社工打了许多次交道，有好几次对方都威胁要把孩子带走。对他俩而言，外人对两个孩子病情的不理解，几乎和孩子的无痛症本身一样令人苦恼。但这或许也不足为怪。在几乎所有人看来，疼痛都是人类的固有体验。从最初获得意识时起，我们就知道它的存在，描述疼痛的语言早已编织进我们的人生，教导着我们什么能做、什么不能做，影响着我们的日常生活。医学界也有专科致力于控制与消除疼痛。因此，疼痛的消失虽说在理智上勉强可以理解，但在情感上则彻底是一个谜。它的罕见还意味着，就连大多数专业医护人员也对它完全陌生。保罗就说起了这样一件往事：几年前的一天，他半夜醒来，在床上坐起身子，就感觉腿上咔嚓一声，腿骨振了一下。“我试着抬了抬腿，结果只抬起了腿的上半截，下半截仍一动不动地平放在床上。我看见我的皮肤都拉长了。”保罗知道，他必须等室友回来才能叫救护车，因为他无法自己去为急救员开门。第二天早晨，急救人员终于到了，保罗告诉他们，自己的腿骨折了。“你的腿不太可能骨折，”那个急救员说，“不然你现在肯定特别疼。”无论保罗怎么解释，她就是不肯相信。“我心想，不能和她再争下去了。于是我掀开被子，抬起了腿。她看见我拉长的皮肤，脸色顿时变得煞白，喊道：‘天哪，你的腿骨折了！’我回答说：‘我不是说了吗？’”

虽然大家对保罗和维姬的病情并不了解，但幸好仍有陌生人慷慨付出。世界各地的人纷纷解囊，两个孩子的故事着实令众人惊骇又惦记：竟然有孩子在成长中缺少了这种最为关键的感觉。有几位神秘捐赠人从沙特阿拉伯打来电话，保罗一家所在地的慈善机构也发起募捐——大家都想让鲍勃和克莉丝汀尽可能正常地把两个孩子养大。

就算听保罗亲口对我解说，我仍感到一个没有疼痛的世界造成的冲击太过古怪，使我很难真正理解。保罗兄妹的人生体验实在太过特殊，与大部分人类相比都有着根本的不同，因此当保罗说他无法与感受疼痛的人共情时，我倒不觉得意外。他在谈话中表示：“那就像教一个盲人认识颜色。”由于这种疾病的罕见，在人生中的大部分时候，真正能理解这对兄妹的只有他们彼此。不过随着互联网的来临，保罗还是找到了懂他的人。斯蒂文生活在美国西北角的华盛顿州，可算是保罗“异父异母的兄弟”。斯蒂文也患有先天性无痛症，保罗每周都和他聊天。两人的生活仿佛彼此的镜像。“我经历过的，他也经历过。”保罗说——他们感知到的，都是一个没有疼痛的世界。两人受过差不多的伤，有着差不多的童年过往，也经历过差不多的悲剧。保罗失去过一个妹妹，而就在我们交谈时，他的另一个妹妹维姬正在医院疗养：她的一条腿反复受伤、严重损坏，已经丧失功能，于是只得截肢。而对于斯蒂文，悲剧是他那个同样患有先天性无痛症并最终自杀的哥哥：椎骨的反复骨折压迫了他的脊髓，渐渐使他无法调动双腿；他从前最喜欢打猎和钓鱼，后来却再也不能继续这种好动的户外生活方式，于是，他结束了自己的生命。对于保罗和斯蒂文，相同的身体疤痕与心灵创伤，是无痛人生留给他们的印记。

* * *

没有各种不适和疼痛的人生，大多数人都无法理解。不过，一个人就算神经系统完好无损，哪怕身受重伤，也还是可能在某些时刻失去痛觉。“大家总以为受伤会不可避免地伴随着疼痛，而且伤势越重，疼得也越厉害。但只要见过刚在战场上负伤的人，你就会发现，上述总结并不准确。”这是陆军中校亨利·比彻（Henry K. Beecher）的论文《战斗伤员的疼痛》（“Pain in men wounded in battle”，1946）的开篇。二战期间，比彻在美国陆军中任麻醉医师，服务于地中海战区。他在论文中写了不久前治疗一群士兵的经历，他们有的从意大利的韦纳夫罗和卡西诺前线归来，有的是从法国战场撤回。他详细记录了士兵们对各自疼痛的描述，他们的伤势重得可怕，有的头、胸或腹部贯穿，有的四肢复合性骨折，有的软组织广泛损伤——他一共记录了215 名伤员。比彻的发现相当惊人：虽然这些士兵的身体被子弹或炮火击碎，但只有不到 1/4 的人报告了剧烈疼痛，3/4 的士兵没有要止痛药，即便他们知道要了就会给。比彻写道：

> 这一现象令人困惑，也许值得我们做一些猜测。我们应当记住，这批数据全取自负伤的士兵。将它们和平民受伤的结果相比较，一定很有意思。虽然家用汽车在车祸中造成的伤势与战场上的许多创伤相似，但我们完全不清楚这两个群体的疼痛发生率是否也相同。疼痛这一体验会受许多因素的影响：在紧张的体育锻炼或兴奋的比赛中受的伤，往往会被忽视；在战斗或愤怒中所受的伤也是如此。强烈的情绪会遮蔽疼痛，这种体验很是普遍。联系到这一点，我们就有必要考虑士兵的处境：他受的伤，一下子把他从一个极度危险的环境中解放了出来，让他远离充斥其间的疲惫、不适、焦躁、恐惧和真切的死亡威胁，并向他颁发了一张通向医院、重获安全的门票。他的麻烦即将结束，至少他自己会这么想。他的内心极度乐观，升起强烈的欣快……而对于受伤的平民，事故只是他灾难的开始。我们无法知道这是否会加强他对疼痛的觉知、提高其痛感，但确实有这个可能。

他还添加了一则有趣的脚注：

> 一个身负重伤却表示自己不痛的伤兵，却会因为护士静脉穿刺（抽血）时动作笨拙而像普通人一样抗议。由此可见，这些男人在战场上不觉疼痛，不太能解释为他们的整体痛感有所减弱。

这一点许多人都有亲身体会：影响疼痛强弱的，不仅有伤势本身，还有其他因素。人在分心时，伤口的疼痛就不太明显；在疲惫或焦躁时，关节的酸痛就格外严重；从赛场下来之后，腿才跛了起来；按摩周围的皮肤，膝盖或手肘的擦伤就没那么难受。这些体验的基础是我们对之前对疼痛的经历和记忆，还有我们对即将到来的疼痛的预期。心理状态会影响人对疼痛的体验。表面上看，这是一个有趣的现象，但并不值得多说。但实际上，其中蕴含了大量关于痛感的知识——甚至不限于疼痛，也不限于感觉，而是关系到我们的每一种感官。它告诉我们，人类对环境的感觉不是简单地被动吸收信息，不只是脉冲从外界流向内部，而是，信息也在反向流动，人的内在也对外来数据的传输有重要的影响。神经系统的这个关键方面，我们还会在后面的章节中反复探讨。

正是这样的神经通路，支撑起了安慰剂效应，即靠一枚糖丸就能缓解疼痛。安慰剂对大约 1/3 的人能产生显著的镇痛作用。而安慰剂效应不单单是“精神压倒物质”的心理效应。你可以挑几个对某种安慰剂有过反应的人，并在他们不自知的情况下对他们施用纳洛酮，这种药物能消除海洛因、吗啡等阿片样物质的效果，这样，他们就无法再享受安慰剂的效应了。这一现象清楚地显示，借助身体自然产生的、在神经系统之内分泌的阿片样物质（即类似于吗啡的物质），安慰剂能产生某种化学作用。阻断了这些阿片样物质的作用，也就阻断了安慰剂效应。事实上，神经科学家还能拍下安慰剂效应的大脑成像。扫描能够直接显示出，在脑内的某些区域，有阿片样物质的特定受体被激活了。而我们已经知道，这些脑区形成的网络参与了多种功能，包括认知、情绪、动机，还有关键的疼痛，因此有人称之为“疼痛矩阵”。

总之，预期着疼痛将被神奇药片缓解，就真能减轻你的疼痛体验。这一点反过来同样成立：预期着疼痛，会加重疼痛。我想到了我无数次为病人准备腰椎穿刺的场景，这种操作的目的是从病人身上抽取两汤匙量的脊髓液。病人要侧身背对我躺着，身体紧紧蜷成一团，以打开脊柱下半段的椎骨间的空隙。在小范围局部麻醉之后，我会插入一根细长的腰穿针，找到椎管内浸泡神经根的那种液体。而对于那些格外焦虑或是害怕针头的病人，疼痛在注射局麻药之前就会开始。有时，他们一想到针头即将插入，就会疼得身体震颤或是惊叫一声，而此时我才刚在他们的后腰上涂抹凉凉的碘伏棉片为皮肤消毒，任何尖锐的工具离他们都还远。围绕检查进行一番漫长的对话，可以舒缓这一反应，我会边操作边讲解，让病人放松下来，降低他们对疼痛强度的预期——但这也不是每次都奏效。这类情况其实和安慰剂效应正好相反，是一种“反安慰剂”效应。

反安慰剂效应也已经得到了科学方面的研究。有一项研究是让 60 名健康被试感受疼痛，方法是在他们的胳膊上绑止血带，再让他们锻炼这条供血不足的胳膊，这会使他们的肌肉中堆积乳酸，造成严重的肌肉酸痛，通常在 13—14 分钟后就会变得极难忍受。参与实验的志愿者被分成几组，有的不用任何东西，有的使用酮咯酸（一种非甾体类止痛药，原理类似布洛芬，但效果更强），有的给生理盐水，还有的两者一起使用。但同样是生理盐水，研究者会对不同组的被试说不同的话。对有的人，研究者说那是酮咯酸，以引出缓解疼痛的预期，对另一些人则说那是一种会加剧疼痛的物质。结果，什么也没用的被试，在疼痛测试中忍受了 13—14 分钟，一如所料。使用酮咯酸的被试，对疼痛的耐受显著变长，平均达 22—25 分钟。不过，对于自己用的是什么，不同的预期显然也有影响。给生理盐水却自认为用了止痛药的人，坚持了 16—18 分钟，超过正常水平。而以为生理盐水是一种会加剧疼痛的药物的人，有的只坚持了 9 分钟。进一步研究显示，在反安慰剂效应的诱导下，构成“疼痛矩阵”的各脑区中的活动发生了变化，和安慰剂效应一样。

很明显，就疼痛而言，针对它的正面或负面的预期都会影响痛觉本身。同样明显的是，这并不纯乎是“心理”现象，我们对不适感的预期会直接影响脑部的活动和化学反应。而脑内的这些变化又是如何修改知觉的？是不是大脑单纯地修改了自身的活动，于是“感受”疼痛的各脑区被这些另外的因素抑制或激活了？这是否只是内源性阿片样物质在发挥作用，还是有其他诸如大麻素（别种内源性化学物质，类似于大麻中的活性成分）之类的东西抑制了脑部的活动？近些年来，我们已经知道，此类舒缓作用不仅仅发生在神经系统的顶端；这种痛觉调节作用至少有一部分发生在身体内低得多的层次上。我们的脑干深处有一连串区域，它们远离大脑的最外层组织，即能“感受”疼痛的体感皮层。或许就是因为这些区域，吗啡，以及脑组织自产的各种阿片样化学物质，才能发挥作用。其中有一个区域叫“导水管周围灰质”（PAG），大致位于大脑皮层和脊髓的中间位置，它就在痛觉调节过程中起着基础性作用。向这个区域注射吗啡，或施加电刺激，都会产生强力的止痛效果。但也有证据显示，在脊髓之内也能引发对痛觉的底层影响。神经纤维从 PAG 和相关区域出发，沿脊髓一路向下投射，并在进入脊髓的位置对疼痛信号加以调节，而这个位置比脑低得多。这些投射直接影响着流入中枢神经系统的“伤害性感受”（痛感）脉冲，实质是在远离脑部的地方将痛感调高或调低。破坏了这些投射，这种调节能力也会消失，此时，对 PAG 施加电刺激或是滴注吗啡，都不再有效果。

这些回路对于人类的疼痛体验，以及人类对镇痛药膏的反应都是必不可少的。但也有可能，正是从脑部到脊髓的这些控制疼痛的机制，造就了我们在临床实践中看到的许多慢性疼痛综合征，如肠易激综合征、早已愈合的旧伤引起的疼痛，或是最初起因已经消失（甚至根本没有）却依然非常严重乃至改变人生的无休止疼痛，以及神经可塑性引起的疼痛——神经系统及其组织结构发生了变化，造成痛感放大，有时甚至将并非疼痛的感觉刺激也解释成了疼痛，就好像那些等待腰椎穿刺的病人，刚被碘伏棉片一碰身子就颤抖。

我们早就知道，脊髓中的某些回路会影响痛感。我记得在上医学院的第一年里，老师就讲解了揉按疼痛的膝盖或在割伤周围抓挠能缓解疼痛的生理基础。老师说，传导非疼痛感觉的神经纤维如果受到刺激，会抑制那些传导痛觉的神经纤维束。这就是所谓的“闸门学说”：本质上，轻触、抓挠或温度等刺激，能在痛觉脉冲流之上落下闸门，由此减少痛觉信号进入脑内的数量。而现在我们知道，脑还会直接影响这道闸门，根据预期、记忆、焦虑程度及其他一系列因素将其开启或关闭。

那么比彻描写的那些士兵又该怎么解释？他们身负可怕的重伤，却意外地没有像常人那样感到剧痛。实验研究已经表明，至少在动物身上，急迫而强烈的应激是有镇痛效果的。但无论是破坏从脑干向下辐射到脊髓的神经纤维，还是注入阿片阻断剂纳洛酮，都可以消除这一效果。由此可见，应激的止痛效果，要借助阿片样物质和那些向下投射的神经纤维来发挥（实际上可能还有其他系统参与，如内源性大麻素）。这些机制，可能就是让比彻笔下的士兵免于疼痛乃至感觉欣快的底层原因。可能也是这些机制，让人在骨折或崴脚之后仍能继续比赛，要一直到兴奋消退之后，疼痛才会浮现出来。从演化的角度看，这些神经系统中内置的过程是能救命的，使我们就算受伤也能或战或逃，又使我们在危机结束之后还能感到疼痛。

我问保罗，如果有疗法能让他恢复痛觉，他会怎么做。他的回答令我意外："有很多人对我说过，没有痛觉肯定很棒，那样你就不用担心伤到自己，因为伤到了也不会痛。而我总是回答他们，如果我能让时光倒转，做一个有痛觉的正常人，我肯定会的。但要是现在你给我一种疗法，我又不一定会接受了，因为对我来说，伤害已然造成。有了痛觉，我怕是应付不来这些既有的伤害。"保罗身上的每一处关节和骨骼都伤痕累累，他的动作和行走已然受限，只能跛行，但至少，痛觉的缺失令这一切还可以忍受。

如果说这个无痛家庭的黑暗世界里还有一线光亮的话，那就是它促成了我们在科研上的成就，让我们理解了遗传的变化如何引发了这种疾病，某个基因的一处微小变异如何就关闭了痛觉，以及钠通道 Nav1.7 在疼痛脉冲的传输中起着多么基础的作用。这些知识开启了一扇大门，有望为那些痛觉过于敏感的人带来疗法。保罗说得好："从我来说，如果我的病能帮到那些痛感太强的人，我一定毫不保留。我是带着这个只有坏处的东西长大的，如果能帮到别人，也算是一种好处。"

在我的访谈接近尾声时，克莉丝汀在桌边坐了下来。整个谈话期间，我始终感到她不愿说话、不愿敞开，我以为她是怀有戒心。但现在她坐到我身边、听保罗和鲍勃说话，我却看清了她的真实情感：那是难以抑止的悲伤。在我们闲聊一个小时之后，她用轻柔到难以察觉的嗓音悄声说道："我感到太内疚、太自责了。是我把这怪病传给三个孩子的。是我的错。"

* * *

除了疼痛这个"触觉小霸王"无法否认也不容忽视之外，触觉还有其他形态。一阵轻风拂动你颈后的毛发，一杯冰啤酒在你手心的触感，衣袋中手机的一串振动——这些不会像骨折的剧痛或纸割的刺痛一般夺走你的注意，却同样是对皮肤感觉的清楚认知。但此外，还有一些"感觉"根本不会进入我们的意识，而只是在我们体内静静漂浮，始终无法辨认——至少在它们消失前是如此。它们只有不在了，才会引起我们的注意。而它们一旦消失，就足以改变人生。

每次拉赫儿（Rahel）走进我的门诊，她的身形都仿佛一只晴雨表似的反映着外面的天气。在最热的夏天，她穿两件颜色鲜艳的套头粗线衫；到冬天，她会连裹好几层毛纺衫，外面罩一件厚大衣，再戴一副超大号连指手套。她的一对眸子接近纯黑，从紫色的滑雪帽和高高的领子中间向外张望。但是在这臃肿的衣物下方，却是一副皮包骨头的身子。她两颊塌陷，仿佛一只脆弱的麻雀藏在五彩缤纷的遮盖物下面。直到我们初次见面后的大约六年，我第一次在她家见她时，我才充分意识到，她的身体竟是这样单薄渺小。她在房间里几乎不占地方，仿佛一阵轻风就能将她折断。我们认识这么多年，这是我第一次看见她那通常都裹着头巾或戴着羊毛帽的脑袋的本来面目，灰色的发辫紧贴着头部轮廓。但那一天，我坐在她家的客厅里，看见了一些我认识她之前时她的模样：先是一位年轻非洲姑娘的照片，照片中的她身披白色婚纱，直视镜头，笑容灿烂，浑身都洋溢着幸福。接着还有一张她和丈夫的合影，一张她丈夫身穿军服的单人照，一张她丈夫在中东服役的证书，一把阿拉伯咖啡壶；还有一只封在塑料模具里的蜘蛛，比我的手还大，看了简直要做噩梦。这些物件记载了一段游历广泛、饱览异国风情的人生。

“我是13岁来的英国，”她告诉我，“我母亲来自厄立特里亚，父亲来自埃塞俄比亚。他们来英国是为了我上学，但两年后老家发生政变，我们回不去了。”1974年，埃塞俄比亚皇帝海尔·塞拉西一世被信奉马列主义的军政府推翻，从此一家人回国无望。“我18岁那年认识的罗杰，19岁嫁给了他，到现在结婚41年了。”想到过往岁月，她感伤地笑了笑。后来这桩婚姻又将她带出了英国，因为丈夫在英国军队服役，两人跑遍了全世界。说话间，罗杰在客厅中安静地走进走出，尽量不打扰我们，但就在这寥寥几步中，我已经感受到一股部队式风范，他的嗓音也明显打上了军旅生活的印记。

我记得六年前初见拉赫儿时，她叫的还是另一个名字。“我刚来医院时，他们都叫我雷彻儿（Rachel）。”她解释道。这个错误直到去年才纠正过来，我注意到她的病历卡也做了修改。直到人生的最后几个月，她终于找回了自己的名字。我告诉她，我的外祖父母和我母亲也曾被脑筋死板的政府办事员改了名字，外公外婆死的时候，用的是和他们出生时几乎毫无关系的名字——可见冲突、战争和迁居会如何打乱人的一生。拉赫儿对我调皮地撇了撇嘴，表示这事她熟。

在我和雷彻儿 / 拉赫儿初次见面时，我们俩就都知道她的寿命不长了。那年她五十四五岁，诊断出了肺癌，类型是“小细胞肺癌”，恶性程度很高，会迅速扩散至骨骼和大脑。后来她接受了化疗；医生还建议对她的大脑和脊髓开展放疗，就是用有害的射线轰击神经系统，希望借此杀死可能已经逃到那里的隐蔽癌细胞。输入静脉的有毒药物对她的癌症效果不佳；她也谢绝了放疗，因为她已经被之前的治疗折磨得筋疲力尽，不想只为了预防再受一次苦了。她的肿瘤医师让她接受姑息治疗，平时只做监测，等有症状了再对症治疗。“他们那时候说我可能还有个两年好活，现在已经 18 个月了。”她回忆道，微笑着，带着和尚一般的淡然，就好像她已经完全接受了命运。

不过，六年前她走进我的门诊，却是出于别的原因：她不会走路了。她丧失了平衡，每次试探性地跨出一步，都是在踏进未知，不知自己是会找到落脚的地方，还是整个人摔倒在地。

我现在已经想不起她第一次来赴约是否坐着轮椅或撑着助步架了，因为这些年里，我见过她用各种方式进入我的诊室：有时拄一根拐杖，有时拄两根，有时用带轮子的助步架，偶尔也全靠自己的力气，不借用任何助行设施。

当我阅读她的病历、听她自述病史时，我的脑海中闪过了几种解释。我们往往认为行走只是一种简单动作，无须意识的维系，大可以一边行走，一边交谈、倾听、思考、进食。但这种自动行为的背后却是多年的学习，是神经系统和肌肉组织的充分发育。我们不会在人生的第一天就直立起来大步走过房间。要到出生后大约 12 个月，我们才会试探性地跨出第一步，在人生的头几年里，我们始终要在蹒跚和跌倒中经受磕碰和刮擦。要想稳住身体，走出自信的步伐，我们要用到无数个系统。我们显然需要健壮的双腿与核心肌肉，有良好的关节和直挺的下肢。但是关键还在于对两条腿的控制。神经系统要能高度协调地管控输送给这些肌肉的力量。这些从大脑运动皮层一直通向肌肉的系统绝不能损坏分毫，它们从大脑出发，沿脊髓一路向下，直到运动神经元，即能将信号传给肌肉的周围神经纤维。我们还要能协调腿部的动作。幼儿显然有着单腿支撑体重的力量，但只要他还不能同时运动双腿，在房间里行走一样会难如月球漫步。人脑处理重力的本领也是关键。你要是不知道哪边是上、自己处在空间的什么位置，你就不可能走出一条直线。我们童年时都有过这样的经历：先在游乐场的转椅上疯狂转圈，再突然下来，这时，虽然你的双腿已牢牢站上地面，但整个世界仿佛仍在旋转，于是你一跤跌到地上，或是只得歪歪扭扭地走向秋千，结果引起一片哄笑。良好的视觉也在协助你行走：看到行走的环境，包括地势的起伏、地面的材质，都使你能牢牢立足。

我们继续聊她的症状，拉赫儿告诉我，自不会走路首次出现之后，她又感到双手和双脚有些麻木。也没有完全失去知觉，只是触感变得不那么清晰了。当她抓住一个物件，比如一只杯子或一个门把手时，她没有了对抓握的确定感。我于是开始给她检查，发现有更多线索指向了她行走困难的可能原因。我先是在她的平衡性或说协调性上找问题指征。拉赫儿有这两样损伤，可能出于多种原因。最有可能的是癌症扩散至脑干，扰乱了她内耳的信号，使她的脑无法辨别她是静止还是在旋转。癌细胞转移至小脑（位于后颈上方，负责协调动作）也可能造成这个结果。针对肺癌的化疗同样可能破坏小脑。脑的这个部分往往还对化学物质的作用十分敏感。想想周五夜间任何一个市中心，到处是步履蹒跚、口齿含混的饮酒者，这就是酒精在直接阻碍小脑的正常功能。

但在检查拉赫儿时，我没发现她有颅内压力上升的特征（如果有，就说明她脑袋里可能有癌症），也没有清晰的迹象表明她的小脑有问题。而随着检查的继续，另一种可能的解释浮现了出来。我要她把双手举到身前，五指张开。她照做了，手指稳如磐石，一动不动。我接着要她闭上双眼，她照做时，之前静止的手指开始不受控制地蠕动，手臂也开始上下起伏。我又要她站到诊室中央，我自己小心地站到她身后，她的身子略微前后摇晃，但仍能保持直立。我再次叫她闭上眼睛，她立刻开始剧烈地前后晃动，最终倒在了我的怀里。我检查她的四肢，除了触感略有丧失之外，并没发现什么异常——但一俟评估她觉察运动的能力，我立刻发现了问题。我让拉赫儿躺到沙发上，闭起眼睛，然后我捏住她的手指尖和脚趾尖，提着它们上下移动。而当我问她我在捏着她的指/趾尖朝什么方向运动时，她完全说不上来。我继续向上，检测她的手腕和脚踝，手肘和膝盖，结果也是空白，哪里都没有运动觉察力。即便在肩膀和髋部，她也只能感知到很大的动作。感觉的这个方面，也就是“本体感觉”（或称“关节位置感”），几乎从她身上彻底消失了。这种消失和目前什么还存在一样说明问题，就像福尔摩斯遭遇“深夜小狗神秘事件”。

没了感觉，人也会难以运动。我们总以为身体的这两个功能是完全分开、彼此独立的，但实际上它们联系紧密。试想拿起一只玻璃杯这个动作。肩、臂、腕、手的肌肉必须协调行动，将肢体摆到恰当的位置，接着人要弯曲手指握住杯子，将它举起来放到唇边。可是，我们要怎样避免用力过度、把杯子捏碎，或是握力太小、导致它从手上滑脱呢？当然是靠指肚和手掌来感觉压力。多年的操练下我们不再笨拙，完全知道拿住一件东西要用多大的力。但是，对我们的动作至关重要的，不仅是感觉的这一方面。当你举起那只杯子并闭上眼睛，你仍可以将它举到唇边、喝上一口。无论你能否看见自己，你的身体都知道你的四肢相对于身体其他部位以及相对于外界，都处在什么位置。要是没了这个本事，你又怎么给耳朵后面挠痒痒，怎么在黑暗中行走，在键盘上盲打呢？

此类感觉信息极为重要，没有了它，我们就几乎沦为废人。在我们的周围神经和脊髓里，都有整条整条的神经纤维专门传输这类信息，有许多感应器专门感知身体的微弱运动或位置变化。在各关节或关节表面的皮肤里，有多种感受器，专门记录该关节弯折、伸展程度的重要信息。其中最重要的，或许是一类名为“肌梭感受器”的微小结构，它们缠绕在特化的肌肉纤维上。这些微小结构对肌肉长度的细微变化极为敏感，当肌肉主动或被动地拉长或是伸展，它们就会根据身体姿势的不同，给出至关重要的反馈。其实，我们神经内科医生经常做的一项标志性测试，就有赖于肌梭感受器的功能。如果说有一件病人认为我一定会做但其实并非必要的事情，那就是举起一把叩诊锤敲打他们的膝盖，检查膝跳反射。每次病人走进诊室，都会在我的办公桌上看见那只套着橡胶的镀铬锤头，连着一根长长的塑料柄，我有时觉得，如果我没有给前来就医的人敲膝盖，他们甚至会觉得自己吃了亏。测试膝跳反射，其实就是在刺激肌梭感受器。叩打肌腱，就是短暂而迅速地拉长了肌肉，由此激发腿在被外力移动的感觉。这时候作为反射，肌肉会马上微微收缩以维持体态，结果就是一次膝跳。如此一来，我们就检查到了这个反射背后的回路：感觉信号是否将肌肉伸展的信息传到了脊髓，运动信号又是否传回了肌肉。除了叩打，还有别的花样可玩。振动也能强烈地刺激到肌梭感受器。向肌肉施加振动，就会造成肌肉正在被拉伸的知觉。因此和叩诊锤一样，施加振动也会造成你的四肢正被外力移动的错觉。

即便是一下简单的移动，也需要持续的调整，你必须根据身体当下的状态时时校正自己。就比如举起那杯水放到唇边。如果你一遍遍重复这个动作，每一遍都将玻璃杯和身体置于同样的位置，那么理论上说，你的肌群就能学会让手臂施加一连串恰到好处的力，成功地完成这一动作。但你要是再戴一块手表，或是往杯子里多倒几毫升水，那么由于质量略有增加，原本的力可能就无法起到相同的效果。如果你不知道自己的手臂在空间中处于什么位置，那么情况稍有改变就会造成截然不同的结果，比如心里想着要喝一小口，手却把水泼到了眼睛上。

我之前也看过和拉赫儿相似的病例。记得几年前我看过一名男青年，二十四五岁，在新闻界工作。这位罗伯（化名）是个风流人物，尽情享受着伦敦丰富的社交生活。他自信，放肆，对自己的病况竟有些无动于衷：在就医之前的一周，他已经从整个周末都泡在派对中的人，变得连一条直线也走不了了。经过检查，我在他身上发现了和拉赫儿一样的特征：他完全不知道自己的四肢在空间中的位置，情况严重到了不扶着什么就无法站立的地步。他在其他方面完全健康，看不出是什么引起了这种怪病。我盘问他是否用过娱乐性药物，他说没有。我又问他吸没吸过笑气（一氧化二氮），他显得有些诧异了。短暂沉默之后，他略带羞涩地告诉我："是的，我吸过一点。"我被他的愚钝反应激怒了，追问他"一点"是多少。"呃，礼拜六吸了大概 30 个气球，礼拜天吸了 40 个。"随着真相渐渐揭晓，他承认他经常大量吸笑气。

骑车从医院回家的路上，我常会经过伦敦的沃克斯豪尔区。即使以伦敦的标准来看，这处街区也颇不寻常。在它一头的艾伯特堤岸 85 号，是军情六处的巨大楼宇，正冷峻地俯瞰泰晤士河。这栋大楼受了阿兹特克和玛雅神庙启发，也带有 20 世纪 30 年代的工业现代主义风格，还使人联想起纳粹时代的建筑，不免投下一片略显阴暗的影子，楼顶还布满卫星锅盖和天线。街区的另一头，是新建的美国大使馆，也是一栋巨构，一座积木似的立方堡垒，四周围着一条假护城河。当唐纳德 · 特朗普听说美国大使馆计划离开梅菲尔区中心环境优雅的格罗夫纳广场，搬到伦敦城内这个不怎么利于养生的地方时，他反感极了。这就好比是从《大富翁》棋盘上最贵的地段搬到了棋盘外面。特朗普批评了这次搬迁，说那是"布什和奥巴马干的好事"，还形容新址的地段"恶劣""恐怖"。这是因为，在美国大使馆和军情五处大楼这一南一北两处地标之间，是有着一座大型火车站的沃克斯豪尔路口，路口的一角坐落着沃克斯豪尔酒馆，那是伦敦同性恋活动的标志性场所，自20世纪70年代起就以变装表演闻名。从大约晚7点开始，变装皇后和其他观众就会在酒馆外排起蜿蜒的长龙，等待进场。铁轨下方的一截截拱廊中开了一连串的俱乐部、酒吧和桑拿房，自黄昏开始，有时持续到次日早晨九十点钟，这几条街上始终流连着聚会的常客和寻欢作乐的人，他们要么喝醉了酒，要么嗑了化学药品，都不似常人。我猜这些人是不会喜欢特朗普的，特朗普也不会喜欢他们。

清晨时分在这一带骑行，街道常会在我的车胎轧过时发出叮当声。仿佛刚开过一场闪光派对或刚下过一点银白色的雪似的，地上散落着无数个银色小罐，长三五厘米，都被往来的车辆压成了薄片。这些小罐每个都装过8克一氧化二氮，它们原本是给餐饮公司准备的，用来制作发泡奶油。但是对沃克斯豪尔的派对常客来说，它们的作用有一点不同。在这里，它们用来给派对气球充气，再卖给客人去吸，带给他们几秒钟的"嗨"劲儿。吸入笑气会引发短暂的欣快，偶尔还会产生轻微幻觉。在美国，它也叫"嬉皮快克"（hippy crack）或"奶油气弹"（Whip-Its）。

可是，经常吸笑气会产生一些意料之外的效果，除了令大脑产生快感之外，它还有别的化学作用。它会使维生素B_{12}失效，而这种营养物质对我们神经系统的健康、对红细胞的生产都必不可少。因此，经常大量吸笑气，会使人严重缺乏维生素B_{12}。

人体缺乏维生素B_{12}还有别的原因，最重要的一种是恶性贫血，这种病听上去简直像出自狄更斯的小说。恶性贫血和普通贫血不同，原因不是身体缺铁，而是自身免疫系统攻击胃的内壁，使其无法生产一种关键化学物质来吸收维生素 B_{12}。于是不管你吃下多少维生素 B_{12}，它们就是无法进入血流，造成你的身体没有维生素 B_{12} 可用——所谓“在丰裕中挨饿”。这种情况会导致严重贫血，除非在早期就能得到识别和治疗。恶性贫血的“恶性”指的是逐渐、细微地产生危害，病情发展缓慢而隐蔽，你要直到贫血严重、虚弱无力、心慌气短时才会知道自己病了。除此之外，“恶性”也意味着生命危险，如不及时开展有效治疗，你就会不可避免地走向生命终点。

缺乏维生素 B_{12} 的结果不只有贫血，还有神经系统的并发症。患者会感到手脚刺麻，那是传输感觉信息的神经开始出故障了。随着损伤的进展，患者的双腿会逐渐乏力，变得越发麻木。这种麻木的性质不同寻常。患者的痛觉和温觉往往得以保留，但对轻触、振动、特别是关节位置的感觉，却会遭到破坏。可见，不同的感觉形态之间是分离的，有些感觉完全不受影响，另一些则会被彻底抹杀。这种分离的原因不是一眼能看出来的——除非你凑近了端详。历史上，因这种疾病死亡的患者样本，都显示了典型的维生素 B_{12} 缺乏症，不仅是神经，连脊髓也受了影响。这些脊髓的切面在显微镜下显出变化，但变化的位置才是解释这种分离性感觉丧失的关键。脊髓上的不同区域都显出肿大、退化和逐渐瘢痕化的迹象，特别是脊髓上称为“背柱”

的区域，这是脊髓最靠近后背皮肤的部分，其中包含着粗大的神经纤维束，这些纤维束传输的脉冲中编码了从边缘系统对振动和关节位置的感觉，从边缘系统传向大脑。

在医学昌明的现代，我们不必再眼看着病人死于恶性贫血，而是可以扫描他们。磁共振成像（MRI）显示，现代病人与历史样本有着相似的异常表现，他们的背柱同样出现了可见的变化——这再次说明脊髓中存在不同感觉模式的平行轨道。实际上，有时候，维生素 B_{12} 缺乏症就是靠扫描诊断出来的。总之，背柱传输了一些感觉，而另一些感觉，如温感和痛感，是由“脊髓丘脑束”传输的，这种神经束位于脊髓上相对远离后背而接近前胸的地方。

实际上，我们神经系统的这种布局细节，还可以产生一些出人意料的结果，这些结果可以为神经内科医生所用，让我们掌握关于问题出在哪里的重要线索。比如，大多数人都熟悉一个观念，即我们的左脑负责右侧身体的运动和感觉，而右脑对应左侧身体——我们的神经系统之内存在着交错，信号会从一侧传到另一侧。但对于神经系统的不同部分，这种交错的位置是不同的。就感觉而言，传导振动及关节位置这两种感觉的神经束，是在脊髓顶端进入脑部的地方交错换边的。而传导疼痛和温度的通路则不同，它们在接入脊髓的地方就换边了，位置低得多。你大可以认为这些都是不相干的细节，但要是你弄坏了脊髓，它们就很重要了。如果脊髓的一侧因为炎症或压迫而受损，或是被刀或子弹等异物弄伤，你就可能出现一系列非常奇怪的症状。它们怪就怪在，你可能一条腿失去的是痛感和温感，另一条腿失去的却是振动感和关节位置感——感觉的丧失分化了，你的双腿都受了影响，但影响各不相同。想象有一把

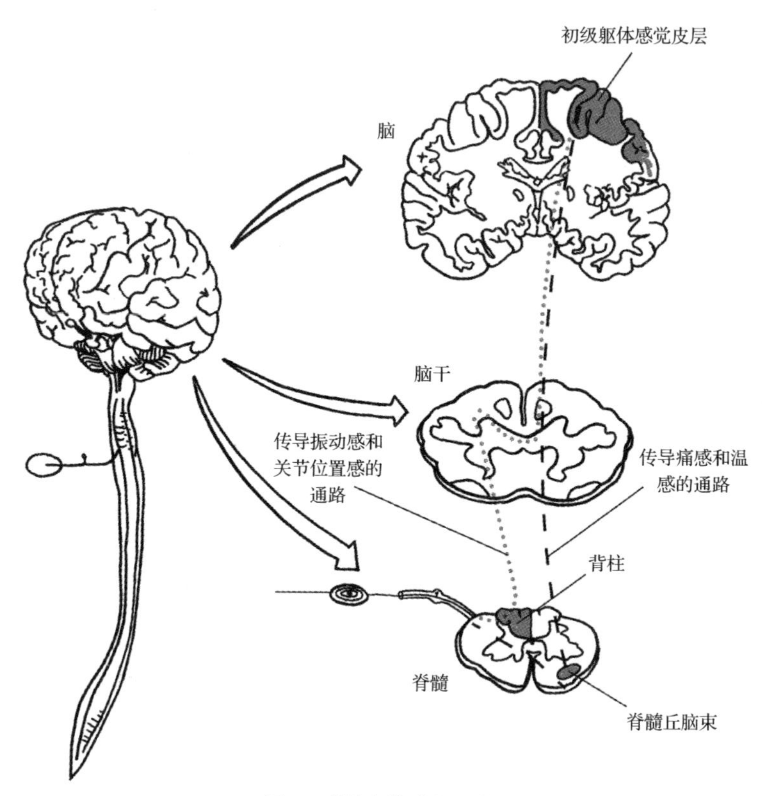

图 2　脊髓中的感觉通道

刀子刺入你的后背，在胸部高度上切断了你整条左侧脊髓。在刀刺的这个高度，背柱携带的关于你左腿上的轻触和关节位置的信息还没有交错到另外一边。但在刀刺处的下方，脊髓丘脑束已经完成了换边，因此刺伤的对侧传送的是右腿的痛感和温感。这样的病症称为“布朗–塞卡综合征”，因其显著的性质而深受医学生以及我们这些医学教育者的喜爱。它为证明神经系统的高度组织化提供了一个实实在在的例子，也是神经解剖学中的一条重要备忘录。

然而在罗伯身上，并没有任何证据表明他的温觉或痛觉受了什么破坏。他之所以无法行走，几乎完全是因为丧失了身体位置的信息，扫描也发现了维生素 B_{12} 缺乏症的典型表现，叫“脊髓亚急性联合变性”。实际上，早在扫描和验血结果证实他缺乏维生素 B_{12} 之前，我就每天给他注射这种维生素了。之后短短几周，他的行走就恢复如常。几天后我让他出了院，并严格嘱咐他只有在打发奶油时才能使用一氧化二氮。至于他是否遵照医嘱，我永远不会知道了。他又到我的诊室来过两次，接着就消失在了伦敦的庞然杂乱之中，再也没来复诊，他似乎对自己的健康漠不关心，也不觉得有什么难堪。

至于拉赫儿，她当然对沃克斯豪尔这里的街道上散落的那些装笑气的银色小罐全不知情。不过，她的神经系统之内显然也在发生类似的事。她觉察四肢运动的能力，有意或无意地感觉脚趾、脚掌、膝盖和臀胯之间关系的能力，这些对于站立和行走不可或缺的本领，同样遭受了神秘而关键的损坏。因此没有辅助，她就几乎站不起来，走上两步也成了近乎不可能的事。但再要深究，她的左肺尖还有那团直径约 2 厘米的小细胞癌症这片阴影笼罩着她，也笼罩着我的诊断思路。

在接下去的两周里，我给拉赫儿做了一系列检查：验血，扫描，腰穿检查脊髓液，还对神经做了电测试。这些神经传导检查显示，她的双臂缺少感觉信号的传输，某种程度上双腿也是。MRI 没有发现癌细胞扩散至脑或脊髓的明显迹象。但是，就像罗伯因为笑气出现了失衡，当我在电脑屏幕上查看拉赫儿的黑白成像时，我发现她的脊髓有明显的变化，病变从颈部顶端延伸至胸口高度，包含了整条背柱，也就是调节振动感和关节位置感的神经束。有东西破坏了她的神经和脊髓。但对于拉赫儿，维生素 B_{12} 不是元凶——她的验血结果一切正常，脊髓液中也没有炎症或感染的证据。

检查做完后几天，我又在门诊见了拉赫儿。这次她是坐在轮椅上，由一个帮忙的朋友推进来的。她冲我微笑示意，洁白的牙齿使她的面孔充满生气，但她看起来又是那样脆弱无力，身上仍旧裹着好几层羊毛和棉纺的衣服：衬衫外面是卫衣，卫衣外是粗线衫，粗线衫外又是开襟毛衣。我已经和她的肿瘤科医生通过话，了解了她的预后。她现在只接受姑息治疗。她的寿命可能只有几个月了，也或许是一年甚至两年。

闲聊时我明显看出，要说和上次有什么区别，那就是她的身体更坏了，现在已然无法站立。我们讨论了她的检查结果，我虽然猜到了可能是怎么回事，却没有确凿的证据。于是，为了将必须承认自己并不确定的那个瞬间延后，我把结果一项一项地说了出来。我先列出了那些正常结果，每宣布一项她就默默点头。然后我描述了电学检查报告，也说了扫描的结果。我告诉她，没有证据表明癌症扩散，她听后短暂地笑了笑。接着我停顿了片刻,因为我知道,我即将说出的内容有几分猜测性质，它们依据的不是某几项检查的结果，而是整体的临床表现。

虽然没有癌症进展的证据，但我告诉拉赫儿，我认为癌症仍是元凶，虽然是以一种意料之外的方式。癌症破坏人体，方式不仅是侵袭、浸润正常组织或扰乱身体功能，在有些病例中，癌症还是其他类型攻击的组织者。有几种特定的癌症，尤其是小细胞肺癌，会诱导身体自我残害。虽说癌细胞也是人体自身细胞，因此免疫系统很难将它们认作外来入侵者，但有时免疫系统也能认出这些异常细胞，并由此发动免疫应答，将潜入组织和血流的疾病清出体外。而癌细胞在某些方面又和人体其他细胞十分相似，这会使免疫应答也瞄准无辜的旁观者，将后者卷入人体自卫机制针对癌症的战役之中。这就会造成由癌症诱发却由人体自身执行的破坏，可说是细胞的一种自杀了。

当我对拉赫儿说这些话时，她紧盯着我的脸，目不转睛地认真听着。虽然没有在她体内找到与这种综合征相关的特定抗体，但是我告诉她，我觉得她得的就是这种病：由于自身癌症的诱发，她的免疫系统攻击了她的脊髓和周围神经，致使她无法将关节位置感/本体感觉的脉冲从四肢传入脑部。在正常情况下，对她的治疗应该是从体内清除癌症，但这个方法已经试过，并无成效。剩下的法子只有抑制她的免疫系统，降低她的身体对自身的破坏。然而从理论上说，她的免疫系统或许正在为她抑制癌症，如果给它降速，或许就有加快肿瘤生长的危险。我一定是描绘了一幅相当惨淡的前景，我记得在提出这个治疗方案时措辞也有些悲观。几年后的一次她告诉我："我记得当时你提出有一个法子可以试试，我立刻说：'我们已经没什么可失去的了。请给我试试吧，任何可能帮助我的东西都是好的。'"

我们商定使用一种特殊的疗法，叫"免疫球蛋白"。这种疗法是将从成千上万个正常人体内收集的抗体直接注入患者的静脉，每几周注射一次。这种做法的具体机制仍不清楚，但是向患者体内灌输正常抗体，似乎真能冲淡引起这种疾病的免疫应答。于是，怀着不高的期望（至少我的期望不高），我们决定沿这条路子走一走。

注射的四周后，我又接诊了拉赫儿，并有些震惊于眼前的她：她是独自一人走进诊室的，脸上透着自豪，一手拄一根拐杖。她看上去容光焕发，全身洋溢着一种成就感。她告诉我，曾经她基本站不起来，如今却能一次步行30分钟，甚至壮起胆子去了家附近的几家店铺。她家的园子荒废了几个月，现在随着她的恢复又变得井井有条。后来她告诉我："我不知道你那时候相不相信我。我当时心想：'他肯定觉得我在说大话。我都不知道他是不是真的相信这种疗法能对我起效！'"我给她做检查，发现她的协调性、双手的抽搐问题以及闭眼站立的能力都有了改善，甚至堪称完全正常了。我之前的悲观显然是多虑了。

在接下去的几个月里，我们形成了一种规律：注射效力一减弱，她的步行和协调性又变差时，就是告诉我们，该再注射一次了。此后，每八周她就来医院注射一次，注射后的一周左右里会恢复正常。每次到了约定接诊她的日子，我在当天的候诊名单上看见她的名字时，都会害怕她不再出现，害怕治疗加速了她的癌症。但是每一次我走进候诊室时，都会听见她的那声"你好啊，勒施齐纳大夫"，只是她说我的名字有些困难——是因为我的名字难读，不是因为她的病。后来，几个月渐渐变成几年，我也熟悉了每次跟她闲聊、评估，并批准她之后的几次治疗。在我们相识后的第六个年头，她依然能走进我的门诊，依然在正常生活，依然独立。

我们最近一次见面，就是在她家的这次。是她丈夫到门口接的我，她说起过他，但这是我们第一次见面。我被领进客厅，她就坐在里面，而我立刻看出她比以前更虚弱了：她的脸颊更干瘪，眼睛也更凹陷了。过去这六年她一直明白自己时日无多，但现在，她一直在等的消息终于来了。对腹痛的检查表明，她的癌症已经扩散，这一次的决定同样是给予姑息治疗。"我已决定不再接受其他治疗了。"她说，"那实在太痛苦，我的身子又太弱。就连这个肿块我都无法去做检查了。反正它也不会再让我痛了，我就尽量和它共存吧。”

闲聊时，我环顾房间四周，我看见了一段充实、美好的人生，有冒险、有爱、有家人。我意识到，虽然我和她共处过一些时光，但我们的交往主要集中在实际事务上。她还有许多别的事情、别的历史没有对我说过讲过。虽然已至末路，但她依旧豁达。她有好几年的时间考虑自己的死亡，她的寿命也超过了每个人的预期，包括她自己的。谈到放弃继续治疗癌症时，她说：“我很乐意做这个决定。重要的是，我得了这些个病，却仍得到了许多。我这一生过得不错。我到全世界旅游过，体会过激动人心的生活，这都多亏我丈夫。我的家人都太好了，你看他们多照顾我。我很知足。”

当我道别离开时，我确信和拉赫儿不会再见了。两个月后，我收到了意料之中的消息：拉赫儿去世了，她走的日子就是她生日的后一天，终年六十一岁零一天。拉赫儿形容自己的一生“得到了许多”，可这毕竟也是短暂的一生，最后六年她还受到了神经系统的阻挠、自身感官的背叛。本体感觉是一种我们鲜少注意的感觉，我们不会每天想到它，甚至一年也未必会想到一次，这一点和痛觉形成了鲜明的对比。它很像拉赫儿：安静，低调，接受现状；只有不在了，你才会感受到它。

从拉赫儿和保罗身上我们还能认识到：触觉不仅是触摸的行为，也不仅是感觉冷热、干湿、轻触、针刺或压迫的能力，甚至不是一种单一的感觉；触觉的各个方面，明显也好，隐含也罢，都共同决定了我们如何理解支配周围世界的法则；有一些行为会危害生命和四肢，不利于我们的生存，对身心都会造成伤害；就算是克服重力、站起身子这样的简单行为，其实都极为复杂，既要依靠肌肉力量，也要依靠感觉；我们对周围世界的知觉会因为许多事情而深深改变，包括神经系统的微小变化、遗传编码中最不起眼的破坏或是免疫系统的一处小小故障，而这些改变会将生活搅得天翻地覆。

第二章

脑内省识僵尸面

……你看见了一样东西，并不意味着它真的在那里。而你没看见一样东西，也不意味着它就不在。看见或没看见，都只是感官向你的汇报。

——道格拉斯·亚当斯《银河系漫游指南》

皮卡迪利车站虽然装了玻璃天顶，但其他一如既往。但在曼彻斯特走下火车时，我还是感到雨点不知怎的打到了脸上。水滴在高悬的通风管道上溅开，在室内下起了雨。这是我从小生活的城市，是我长大成人的地方。说来好像有愧于家乡，但当年我在离开曼彻斯特去上大学之前，真的认为英国几乎从来不出太阳，认为这个国家只有三个季节，由淅沥的春雨直接过渡到潮湿的秋叶。我的记忆肯定不公正，但当我迎着夏日的艳阳坐在牛津的草地上时，我只觉得自己身处另一个国家。今天这天气完全无助于我放弃这种偏见。外面冷得要命，雨水横扫而来，不管有多少防水雨具都不管用，阴冷的湿气仿佛要吸干人的精气、穿透人的身体，这在伦敦是很少会遇到的。

我登上有轨电车，穿行在城市中心，透过雨线密织的车窗，我看到的是再熟悉不过的工业建筑。那些巨大如洞穴一般的红砖仓库和工厂，见证了这座城市在全球棉花产业中的核心地位。电车驶过一条运河，水面都是雨滴激起的涟漪。潮气将桥洞里的涂鸦晕染得斑斑驳驳，水从墙壁中外渗出来。19 世纪时，在柴郡和兰开夏郡南部棉纺厂的刺激之下，曼彻斯特迅速扩张，成为工业革命的一座灯塔。一条条新开的运河将货物直接运入城内，工业化的巨型宫殿纷纷拔地而起，曼彻斯特富裕了起来。即使后来过了全盛时期，科技的血脉仍流传了下来：这里是全世界首座拥有城际客运站的城市，同样在这里，欧内斯特 · 卢瑟福第一次分裂了原子，世界上第一台数字计算机问世，直到最近的 2004 年，石墨烯的首次发现也是在这里。正是这样的科技底蕴，在 1980 年将我的家人从德国吸引到这里定居，我父亲的学术生涯也转至曼彻斯特大学。150 年前，曼彻斯特将工蜂定为城市象征，现在它仍装饰着建筑、路灯和街边的护柱，标记着曼城所代表的工作伦理、工业制造和忙碌氛围。2017 年，爱莉安娜 · 格兰德在曼彻斯特体育馆举办演唱会时发生了一起恐怖袭击，造成至少 22 名观众死亡、59 人受伤，于是，工蜂形象再次成为公众团结和城市自豪感的标志，许多曼彻斯特人将它文在皮肤上，作为募捐活动的一部分。

有轨电车徐徐穿过市中心的街道，我看到的是一座复苏之城。咖啡店、餐馆和之前苦于污染的建筑都收拾得整整齐齐，几栋高层塔楼点缀天际线。但是直到今天，在距离城市搏动的心脏只有一箭之遥的地方，也还有几块被人冷落的荒地，说明城市的复苏计划仍在进行之中。

20 世纪 80 年代我上小学的时候，曼彻斯特已经衰落有日，正被各种社会问题、贫穷和犯罪所困扰。市中心相当破败，那些自豪地宣示着光辉历史的巨大砖房只剩了空壳。我记得当时坐火车回家，一路上，铁轨两旁都是旧仓库和旧工厂：建筑物一栋连着一栋，每栋都有几百米长、几层楼高，几乎每扇窗户都因蓄意破坏或疏于照管而残破。它们就像曾经的重量级世界拳王，早已风光不再，肌肉变成脂肪，脸上布满伤疤，牙齿也都打掉、落光。然而在落魄之中，曼彻斯特也孕育了另一种光辉的复苏。凄凉的环境，萧条的景象，再加上曼城人强烈的幽默感，令人纷纷去音乐中寻求解脱。这股潮流从史密斯、新秩序和纯红等乐队开始，到 80 年代末 90 年代初，石玫瑰、快乐星期一、詹姆斯、飞毯、808 州等等构成了我青春期的曲目单，后来又有了绿洲。* 在这幅“疯狂曼城”（Madchester）的文化景观之下，曼彻斯特重拾骄傲，这一次不是通过工业革命时代的

---

* 上述乐队原文名依次为：The Smiths, New Order, Simply Red, The Stone Roses, Happy Mondays, James, Inspiral Carpets, 808 State, Oasis。（若无特别说明，本书脚注均为编辑添加）

烟囱，而是通过音乐。这座城市蜕变成了全球最时尚的地方——至少在我们心中如此。宝汀顿啤酒，也叫“曼城奶油”，成了全英国酒吧里的首选——反正当时的我们是这么认为的。当石玫瑰乐队的一首歌曲响起最初几个小节，我的思绪立刻回到了16岁时、自觉与这座城市格格不入的光景。

我在乔尔顿下了车，几公里外就是我从前的学校。当我来到此行目的地的那座房屋时，浑身已经没有一块干的地方，站在门廊下等人开门时，我的外套不住滴水，裤子也全部湿透。一名比我小几岁的女子前来应门，微笑着把我领进了干燥温暖的屋里。她说自己叫尼娜。我望着光洁的木地板上形成的几汪积水，心里有点内疚。屋里很暗，因为灯都没开，但我看得出装修很漂亮，收拾得也井井有条。我等水滴干，挂起夹克，然后跟着尼娜进入了一间颇具现代气息的厨房，她问我要不要来杯咖啡，我赶忙说好。趁她在厨房里悠闲做事的当口，我打量起了周围。我发现这座房子是对曼彻斯特音乐氛围的致敬。墙上挂着唱片封面和艺术海报，还有一幅石玫瑰乐队主唱伊恩·布朗的肖像。屋子的一角，有一只缤纷的框子框着一只彩绘沙锤，我这个年代和出身的人一眼就能认出。我对尼娜提了一句，她应道：“对，是贝兹用过的。”贝兹是快乐星期一乐队的舞者、吉祥物和沙锤手，以怪异疯癫的旋转动作闻名，那是大量服用致幻药物的表现。尼娜告诉我：“我们这圈朋友里有一个是艺术家，为他画过许多沙锤。这只是我收到的礼物。”

但继续打量之下，我发现一些迹象指明了我来这里的原因。尼娜冲咖啡时，在两只杯子的杯沿都夹了个小型装置，当她用水壶倒水、注满杯子时，装置就发出哔哔声。厨房操作台一旁的墙上还固定着一排钩子，上面挂了三根白色手杖。这就是屋里完全没有开灯的原因：因为尼娜近乎全盲。开灯还是关灯，对她没有多少区别。

坐在尼娜对面，我注意到她右眼清澈，左眼却略有异样，所视方向也和右眼稍微不同。我很快得知，她那只清澈的右眼根本不是真眼睛，而是一只假体、一只义眼。除此之外，她在其他方面均无异常——她身材苗条，脸上没有皱纹，皮肤也很干净，身上穿一件鲜艳的套头粗线衫，还有牛仔裤。她发元音的方式是英格兰西北部的，这种口音在伦敦可不常见，听得我心生温暖，就好像闻到了一丝童年的气息，既熟悉又舒适。光是看她在屋内走动的样子，旁观者根本感觉不到她没有了视力。

她不是向来如此的。刚出生时，她的视力很正常。但两岁那年，她得了一场流感。虽然之后康复了，病毒却在她的眼球里引发了一种名为“慢性葡萄膜炎”的炎症，这在她的角膜上留了疤，模糊了这两扇所有光线通过的明净窗口，慢慢夺走了她的视力。我问她对童年有什么印象，她说：“我已经不记得多少小时候的事了，特别是关于我视力的那些。我只记得我的视力改变了许多。我上过一所小学，是一所单为盲人或视力受损的孩子开办的专门学校。我的记忆里主要都是些学校的事，还有我得到的许多关怀和帮助。”她记得12岁那年上初一时，大人带她去做了一场手术。“我接受了角膜移植，还新装了一块晶状体。他们告诉我，白内障已经和我的眼球粘连，必须把它连同角膜一起切下来。”

我问她小时候视力如何，能否认得出人脸。“我那时候近视得很厉害，”她解释道，“别人要凑得很近我才能认出来。我的视力时好时坏，最坏的时候一切都很朦胧，就像在浴室里看一面起雾的镜子。阅读时必须用放大镜或大号字体。”不过在她十几二十岁的时候，因为技术进步，她又去做了一连串手术。“自从12岁的第一台手术之后，我后来又接受了五次角膜移植。但那些移植物老是引起排异。”她的每次手术都只在一只眼睛上进行，术后视力都有提升——“那些朦胧、起雾都消失了，我的视野也变得干净、清晰了许多。”但接下来，移植角膜就会受到她自身的排异：免疫系统启动，弄坏外人的组织，她的视野又开始模糊，罩上雾气。每次移植都会带来改善视力的希望，但几个月后就又是苦涩的失望。这是一辆飞驰在希望与绝望之间的过山车。

她在25岁时的又一次移植与以往不同。她被转诊到了伦敦中部那所世界闻名的摩菲眼科医院。在繁忙得可怕的老街（Old Street）环岛旁，那片原装的维多利亚式外立面之内，密布着迷宫般的诊室、手术室和检测间，提供着今日眼科学的最佳治疗。

那里的外科医生在接受尼娜转诊之后，开始在移植的同时用特殊的药物来抑制她的免疫系统，希望能借此避免排异。尼娜接受这次右眼角膜移植术，是在 2008 年。“手术非常顺利。”她说，“移植刚结束时我特别担心——唉，这次也会失败吧，就像之前几次一样。但是术后，我变得视力惊人。平生第一次，我可以不用放大镜读报纸了。手术不仅使我视野清晰，还让我看见了更小的字体。我高兴得上了天。”虽然药物有副作用，但视力的改善让一切都值得了。并且，良好的状态保持了下来。

“就在手术过去一年之后……”尼娜紧张地轻笑一声，停顿了片刻，“我工作的时候出了意外。我在办公室里干活，有台打印机上摞着一个盒子，盒子里装着一组金属的文件筐。那盒子掉了下来，里面的一只文件筐砸中了我的眼角。”她又停顿了一会儿，然后不带一丝感情地继续讲她的故事。我震惊了，不仅是因为事情急转直下，还因为她告诉我这些时语气平静、并未痛哭。“我的眼球砸破了，他们根本没办法挽救。那绝对是改变我人生的一刻，2009 年 1 月 12 日，我一直记着这一天。”这只接受了那最后一次角膜移植、一度表现得那么优秀的右眼，现在因为命运的一次丑陋转折被彻底摧毁，再无补救的希望，只能换成一只人造的义眼了。尼娜继续说道：“医生说他会想办法治好我的左眼，但这意思显然是要我接受现实，让右眼就这么算了。到这时候，五年前移植了角膜的左眼也开始排异了。”

一夜之间，尼娜又从无需辅助设备就能看报，变回了几乎全盲的状态。她的右眼彻底毁坏，左眼也只能提供最基本的朦胧图像。“我只能借着一些视觉碎片生活了。”回想起那段视觉良好的窗口期，她又说，“那其实没有多久，不过是一年。人生那么长，那真的没有多久。”

尼娜很是坚韧，又回去工作了。但她发现继续工作很难，等到怀孕后，她就撑不下去了。她决心辞掉工作，专心做一名母亲。她的儿子迪伦在2010年出生，她开始带着孩子生活，也对家里做了改造，比如用上了液位计，就是夹在咖啡杯上的那种装置。她还给我讲了一种名叫“笔友”（PENfriend）的装置，只要将它举到家用物品的标签前，它就会播放一条录好的信息，讲出某件物品是什么，或是容器里面装了什么。

这段时间里，她还是会时常去摩菲医院，向她的外科医生汇报近况。她剩下的那只左眼视力持续恶化，2016年，医生又提议了角膜移植，这次只对左眼的一部分做。“那时我的光感还很好，如果迪伦挨着我坐在沙发上，我能看见他的人，但看不清他的面部细节。移植有风险，而我就剩这一只眼了。这个险值得冒吗，还是就这么算了？我决定……还是要试一试！”

与之前的移植不同，这次手术没有全身麻醉，只做了局麻。尼娜记得自己躺在手术台上，脸上盖了一张塑料单子，只将左眼露在外面。因为有局部麻醉，她并不疼痛，只感到拉扯。“那感觉好奇怪。你看过那种科幻电影吗？就是外星人走出飞船，身后还有一片光，你只能朦朦胧胧地看到外星人的身影穿过飞船舱门。当时我看着医生俯身在我上面，就是这种感觉。像做梦一样。他们还让我挑手术室里放的音乐呢。”我问她挑了什么。“石玫瑰啊。”她大笑着说。毫不意外。

恢复期间，她必须平躺一周。医生往她眼睛里注射了一个气泡，目的是保持压力，固定新的角膜组织。一俟恢复完毕，她就发现自己的视力有了巨大好转。“倒也没有好到失去右眼之前的样子。阅读是可以了，但字体必须要大，还要用放大镜。不过一旦把字放大，我就能顺顺当当地读下去。”

有了更好的视力，尼娜决定专心做她想做的事情。“我的大段人生都被视力问题占据了，每次要做些什么或是寻找方向的时候，我总是会被视力拖累。”她在大学里学过艺术设计，在失去右眼和最近这次手术的间隙,她又对工艺美术产生了兴趣。“这在心理上对我帮助很大。我实在觉得没别的事可做了。我心想，我不可能用电脑做我学过的平面设计了，现在做那一类工作是不可能的。但我的阿姨说：‘你想啊，你的创意还在，那才是给你启发、给你内在热情的东西。要不咱们试试别的工作吧，别的也要用到创意的工作。’所以她带我来了现在这个串珠班。我说，不行，我可干不了这个。可是她说，来嘛，我们一起去！于是我们就去了，我只做了一串最简单的项链。因为做这个要靠手摸，所以虽然有点难度，我还是能做出来，我对自己也相当满意。我就对阿姨说：‘没眼睛也行嘛，还是能做一些事的。’”尼娜大笑道，“结果我真的来了兴致，干劲十足，正儿八经地做起珠宝来了。”

凭着这股新生的热情，她在恢复部分视力之后，决定开创自己的事业。她开了一家创意咖啡馆——说来也真不简单，她不仅刚刚从手术中恢复，要靠非常有限的视力应付生活，而且还是一位母亲，要照顾年幼的儿子。“我想弄出一个地方，能让人们过来，一门心思地发挥创意，忘掉所有的忧愁和压力，忘我地沉浸其中。我们非常成功，每个周末都有订单，人们带着孩子来开手工派对……孩子们很喜欢这我们这里。我们还在晚上为成年人开创意工作坊。我们在社交媒体上也风生水起，有许多人关注。但事情变坏好像也是在那个时候。”我问她是什么意思，她停顿了一秒说：“我是独自创业，没有合伙人之类的。家人给了我许多帮助，他们始终是我的坚强后盾，但我还是下定决心靠自己。我大概是承受了太多压力吧，因为什么都要自己来。我要管人力资源、管员工调配、管培训、管财务、管公关、管前台，样样都要管。压力可能真的太大了。然后，一天早晨，那是 2018 年 8 月 29 日星期三，我正准备送儿子上学……”从我们谈话开始，我第一次听到她的声音中有了颤抖。她的左眼泛出泪光，人也哽咽了一下。我问她要不要休息一会儿，她深吸了一口气说：“不用，我没事。”她又稍停了片刻，然后继续道：“我们在屋里稍微做了点清扫，到处是垃圾袋。餐桌上放着一台坏掉的电视，餐桌的另一头是我的公事包，里面放着刷卡机。我想一边为儿子做准备，一边给员工打工资单——因为那天是发薪日，于是就到桌子那头去拿公文包里的刷卡机。我那天很急，所以就没像一般人似的把垃圾袋挪开，而是爬上垃圾袋，俯身去够公事包里的机器，结果一头磕在了电视机角上。”我倒吸一口气，知道接下来发生了什么。“我的眼珠撞爆了，爆出了一个窟窿。他们告诉我说，通过这个窟窿，有95%的视网膜从眼底掉了出来。他们还说，移植的角膜、晶状体还有眼球前部的一切东西都没有损伤，”她悲哀地笑了笑，“但他们就是没法补救这层视网膜，现在它只剩下5%了。我清楚地知道自己闯了什么祸，因为和之前的右眼是一样的：先是一切变黑，接着我仿佛看见了几道闪电。后来他们告诉我，那是视网膜正在脱落。”她发出了一小声抽泣。

这场悲哀的事故之后，尼娜躺在医院的病床上，从挽救视网膜的失败尝试中恢复着。但当她躺在那里，被自身的黑暗所笼罩时，她却又开始看见了——那是简单的色彩，是或红或蓝的波动，是黯淡而不艳丽的色泽。她转向坐在床边的母亲和丈夫说：“我看见东西了！”她感到两人因激动而战栗，唯愿她还是保住了部分视力。“天哪！她说她看见东西了！她可能没事了！”他们连忙去叫了医生，但医生来了之后，却只说这是她的想象力在玩把戏。她丈夫和母亲听了这话很不服气，坚持要医生检查一下。但结果尼娜只能看见医生用手电照她的眼睛，其余什么也看不见。“可我明明就能看见那些颜色嘛！”她说。

她又接受了一次手术，医生想看看她的视网膜还有没有哪里可以挽救。可是待到术后苏醒过来，她却听到了一个残忍的消息。尼娜回忆："他们把一切都说得非常、非常直白：'你失明了，再也看不见了。'我也明白医生为什么要这样说话，可能也没有别的说法吧，但那实在是过于无情了。"我问她，站在今天的角度，她希望对方怎么传达这个消息。"我知道他们给不了我任何希望，因为本来就没有任何希望可给。我的视力确实没有了。我只是觉得他们宣布这个消息的措辞太过严酷。我觉得柔和一点也是可以的。是，你们挽回不了我的视力，这我明白，百分百明白，但我毕竟是一个有情绪的人，正在经历一段非常艰难的时光。我正在被迫努力面对这一切，接受这一切。"关于如何宣布坏消息，今天我上了一课。

自那决定命运的一天之后，尼娜就一直在近乎彻底的黑暗中生活。说"近乎"，是因为她对外界仍残存有一点视觉碎片。"我还保留了一些光感，就在左边。"说着，她指了指地平线上方一点点的一片区域，稍稍偏左，"想象有一块黑毡子，它的左半边上有一个芸豆形状的小孔。如果你在黑毡子后面打一支手电，小孔就会透过一点点光来。"

虽然她的视力已遭毁灭，医生也警告过她会从此失明，但在接下来的几周、数月里，尼娜却真的开始看见了。她之前看到的彩色波动渐渐演变出了形状，接着是图案，再是种类更丰富的色彩。蓝色和红色中变出了黄色、紫色和橙色，最后是彩虹中的全部颜色。"那都是些几何图形，有时像一只万花筒，有时又像一幅马赛克或一块砸碎的瓷砖。"随着时间推移，这些图像变得愈加精巧复杂。“起初我谁也不想告诉，因为我上次这么告诉别人时直接被泼了冷水。我甚至更担忧了：既然上次他们不相信我看见了红色和蓝色的波，这一次又怎么会相信我呢？”在看见异像的第一个月里，她对谁都没说，连丈夫和母亲也没告诉。当他们问起她是否还在看见颜色时，她就谎称没有。但其实，她的眼前始终充满迷幻的色彩、图案和形状。而在发现眼前的景象正快速进化后，她再也无法缄口不言了。“到后来，那些形状开始变成人脸，都是卡通式、动漫式的。接着我又看到了几张僵尸脸，同样是卡通式的，但也很吓人，它们的眼睛里滴着血，牙列扭曲狰狞。我知道它们不是真的，但还是很怕。于是我只好对我妈说了。她跟着告诉了我丈夫，丈夫又告诉了我阿姨……”她说着轻笑了一声——生活在一个爱尔兰大家庭里就是有这点麻烦。很快，每个人都知道了。

尼娜很清楚这些都是幻象。最开始，当她第一次对一名医生提到那些颜色时，对方猜想那可能是光线在她眼球中的折射或反射造成的，她也因此认为这肯定是和她的眼睛有关。但随着她出现幻觉的消息传遍家族，一大群亲戚都到互联网上搜索起来，并很快将这种幻觉认定为邦纳综合征。

* * *

250 年来，日内瓦共和国始终包围着日内瓦湖的西南角。1798 年，就在罗伯斯庇尔在巴黎的断头台被处决后不久，法军进犯日内瓦，短暂吞并了该共和国。后来共和国又短暂重建，维持两年之后终于成为瑞士联邦的第22个州。在18世纪中叶的那段和平时光里，共和国内居住着一位律师，名叫夏尔·邦纳（Charles Bonnet）。虽然他靠法律工作维生，但邦纳真正热爱的却是自然界。对于昆虫和植物的痴迷使他接连写下了大量书籍和信件。但在他这些发表中，邦纳有一次重要的偏航。1760年，邦纳在一篇文章中写到了他外祖父的反常体验。90岁的夏尔·卢林（Charles Lullin）双眼都接受了白内障手术，和尼娜一样，他的视力也经历了先好转再恶化的波折。但是，被一只手夺走的东西，又被另一只手还了回来。卢林虽然眼力衰减，但他开始体验到另一种视觉：那是生动而细致的幻象，有人，有动物，有马车，有建筑，或是家里墙上的挂毯变了样。他也知道这些都不是真的。这一切都很能使人联想起尼娜的经历。

“邦纳综合征”一名不是邦纳本人取的，而是出自20世纪初一位神经病学家之手。相关的幻觉有一个典型特征，就是患者会看见小人，类似斯威夫特《格列佛游记》中小人国的国民。20世纪20年代的一篇论文对这种幻觉有生动的描述：

> 这些小人有男有女，体型袖珍，身高各异，身畔或身下是尺寸相配的小型动物或物体。病人想必看到了一个小人小物的世界，就像斯威夫特在《格列佛游记》中创作的那个一样。这类幻象是动态的、彩色的，通常不

止一个，是名副其实的小人国景象。有时那是一间由小型木偶组成的剧场，场景都是微缩的，病人看在眼里会甚觉惊讶。这个小世界里的一切往往都披着艳丽的色彩，它们奔跑、玩耍、劳作，像一幅带有透视感的微缩浮雕。这些微小的幻象都给人以栩栩如生之感。

邦纳在那篇详述其外祖父幻觉的文章里对这些小人做了生动描写。卢林说他看见了几位女士或小姑娘，她们衣着无可挑剔，头发精心打理，有的翩翩起舞，有的提着东西，还有的头上顶着倒置的桌子。他讲到了钻石吊坠、珍珠、缎带和其他饰品，细节纤毫毕现。不过卢林和尼娜一样，也会看见更基础的图像：飞旋的颗粒，一只轮子的旋转辐条，或是视野中的一切都盖满了三叶草图案。

对于邦纳综合征的意义，我们的理解在这100年间已经有了变化。它最初指的是在其他方面“认知完好”（即没有痴呆或其他神经系统疾病的迹象）的老年人的幻视，现在则用来指各种眼疾所引起的幻觉，且患者知道这些幻觉并不真实。就像尼娜的例子显示的那样，年长并不是邦纳综合征的先决条件。你甚至不必是盲人，任何眼疾都可能引发邦纳综合征。幻觉的风险会随视力的恶化而增加，但你只要视力有所下降，相当于在视力检查表上下降了一半，就能体验到这些幻象。

当然了，邦纳综合征（即大脑在没有视觉图像时也渴望看见些什么）不是幻视的唯一解释。看见现实中没有的东西，也是精神病的一个常见特征。两者的主要区别是，精神病患者无法区分幻觉与现实，而精神病以外疾病的患者清楚地知道这些幻觉没有事实依据，无论它们多么真实、多么可怕。

这类现象还有许多别的原因。我每周都要在伦敦桥的盖伊医院开睡眠门诊和普通神经内科门诊，并在威斯敏斯特的圣托马斯医院开癫痫门诊。当步行于两所医院之间时，我能领略到伦敦的不同风景：一边是碎片大厦（The Shard）和伦敦塔桥，另一边是国会大厦。偶尔我也会乘水上巴士上班，在轮渡开到堤岸（Embankment）或伦敦桥码头时下船。虽然在这座城市已经生活了25年，但每到这种时候，我有一种挥之不去的游客之感，特别是晴空下的泰晤士河波光粼粼，平日里黄褐的浑水染上一抹蔚蓝之时。

将这些门诊分设两地，部分原因是后勤上的。睡眠科和神经内科并不相同，常常需要提供彼此略有差别的检查和服务。但要完全实话实说，这种分隔碰巧也主张了我在智力上的懒惰：连续接诊的病人都落在有限的疾病范围内，要么只在“癫痫区”，要么只在“睡眠区”，使我能更加专注地诊断；这相当于戴了一副“诊断滤镜”，有好处也有坏处。但实际上，癫痫和睡眠两个领域有显著的重叠，它们有相似的脑部检查技术、相似的药物，有时还有相似的症状表现。对癫痫患者而言，睡眠至关重要，睡眠不佳会促发癫痫；轻微癫痫也会扰乱睡眠，抗癫痫药物可能导致嗜睡，或改变睡眠的性质。

正是这个原因使苏珊今天坐到了我面前，来看我的睡眠门诊。苏珊留着一头花白短发，脸上因多年日晒而布满皱纹。谈话间，我得知她在加勒比海生活了大约 15 年，在那里照料她年迈的婆婆，前不久婆婆去世，促使苏珊回到了英国。我开始盛赞西印度群岛的美好（我对那地方的广博知识仅限于电影和电视），还说回到寒冷灰暗的英国肯定很不好受，但苏珊很快制止了我的胡言乱语。“我早盼着回来了。”她说，“那地方度假还行，生活的话根本无事可做，太闷了！”她接着又向我介绍起她居住的那个社区的贫困、犯罪以及酒精泛滥等问题，彻底打碎了我对那座热带天堂的幻想。

在那里，没有像样的医疗是一大问题，她在两年前回归英国之后，终于又能找地方看病了。她是由姊妹医院的一位癫痫专科医生转到我这儿来的。癫痫几乎跟了她一辈子，她的人生不时被癫痫发作打断——就像一个个的句号、感叹号和分号，将她的人生之书断得七零八碎。那位专科医生写了她的睡眠很差，他要我帮忙看看，希望能借此改善她的癫痫。

在运行正常的脑子里，大脑皮层（构成大脑最外层的灰质）上的神经元网络通信是受高度管控的。一切都井井有条，神经细胞彼此对话，就像在一个巨型官僚机构的走廊中窃窃私语。可一旦有什么东西破坏了这种正常运行，无论是中风、肿瘤或者感染造成的损伤，还是电信号传输因为药物或基因突变而起了变化，对这些神经脉冲的约束就会撤销。这时，原本严格受控的活动将会堕落放纵，悄声对话也被震耳欲聋的叫嚣所取代，走廊里一片混乱嘈杂，大片的神经元同步发放，造成功能失调。就像投下石块会在池塘表面激起涟漪，这种对正常功能的扰乱也会在大脑表面散开。失调从皮层的一个区域传至相邻区域，最后或是癫痫渐渐消退，或是全脑皆受影响，引发全身抽搐。

今年 62 岁的苏珊，从 8 岁就开始犯癫痫了。她用的药这些年里颇有变化，它们有的已经完全无效，还有的会产生副作用。有那么一种造成了失眠，换成另一种后，失眠也没太好转。不过至少她的癫痫好了一些，她已经一年多没有全身抽搐这样的发作了——夸张的瘫倒，剧烈的震颤，就是提起癫痫时我们通常会联想到的那些症状。但她的癫痫仍在继续，每周发作几天，有时一天发作几次。不是全身抽搐，而是比较少有的症状，这说明不受控制的电活动只出现在她脑内的有限区域。我和她讨论了她的睡眠，但真正令我大感兴趣的，是她癫痫发作的性质。

苏珊回忆了她 8 岁左右的第一次癫痫发作。当时她和一个姐姐在家附近的游泳池里泼水玩。边上有个小男孩，以男孩那种讨厌的方式往她脸上泼起了水。她闭上眼睛，但记得水滴溅在眼皮上的感觉，记得透过眼皮感觉到泳池的粼粼波光。接着一阵恶心突然袭来，于是她对姐姐说自己觉得难受。“然后我就什么都不记得了，醒来时已经人在医院。他们说我刚发作了癫痫。”我问她当时还那么小，知不知道癫痫的意思，她说不知道。

医生是跟她父母谈的，不是跟她，她只是坐在病房里听大人说话。

后来，抽搐一再发作。抽搐会使她的膀胱失禁，她还会因为剧烈震颤而一连几天浑身酸痛。我问她这些经历对她的童年有什么影响。她一共有九个兄弟姐妹，最大的比她大 13 岁，最小的小她 4 岁。生病之后，她无论走到哪里，都有一群家人充当保镖。“我们家人口很多，我可以跟着兄弟姐妹一起去公园玩。我得病后我们一样去游泳，但是他们都得小心看着我了。”

随着时间推移，苏珊的癫痫发作现出了特定的诱因，那就是视野中的闪光或明暗变化：坐火车时阳光打在脸上，铁轨旁电线杆的阴影造成的光线脉动，客厅墙壁对电视屏幕光线的反射，16 岁那年家附近的迪斯科舞厅里陡然终结她夜店经历的那只频闪灯，甚至某几种植物在微风中摇曳的视觉刺激（那些植物的叶子都很柔软，能够彼此独立运动），还有她打喷嚏时因为闭眼造成的短暂光线变化——最后这个真是奇了。

苏珊得的是光敏性癫痫，也就是特定的视觉图形或刺激会在她脑内的视觉区域诱发异常电活动。她的这些脑区出了故障，使得视觉信息的正常加工变得不受约束。于是，像观看这样的简单行为，也可能诱发癫痫。正常情况下高度受控、受抑制的过程，现在变得一发不可收拾，就像一辆汽车突然脱挡并冲下山坡，在失控中越开越快。

就此类癫痫而言，大多数患者的病因都是基因层面的——一个基因突变或是几处小的基因变异，改变了无处不在的离子通道的功能，使整个神经系统特别容易兴奋。但我的研究显示，对苏珊的病因还有另一种解释。对她脑部的细致扫描揭示了一些不寻常的事情。

神经系统的蓝图，在我们还是母亲子宫里一个小小的胚胎时就已经画好了。在受精后大约三四周，一小簇组织形成，从胚胎的顶部延伸至底部，再慢慢自行卷成一根管子。这根神经管道就是我们中枢神经系统的基础，它将在未来数周创造出脑和脊髓。到了较晚的发育阶段，一些细胞会从这里出发迁徙，最终形成大脑皮层。它们诞生于这根神经管道内部，之后渐渐向外拉伸，穿过脑组织实质，最后到达大脑表面。而苏珊的脑部扫描显示，有些事情没有按计划进行。在她大脑后部的枕叶，也就是负责视觉的区域，有几小团本该到达大脑表面的细胞，现在却卡在了脑实质之中。几个本该融入大脑皮层的小结节，悬停在了皮层下的脑深部。于是在这个区域，正常情况下会受到谨慎管控的架构被干扰了，大脑皮层正常的制衡陷入失衡，导致这个脑区易于失控。特定的视觉刺激会诱发反常电活动，于是苏珊就会发作癫痫。

不过，真正引起我注意的，是苏珊讲的她之前几次抽搐的前奏。她向我形容了预告癫痫即将发作的“先兆”(aura)。“我开始看见各种彩色球体出现在我面前。它们从我眼前浮过，接着就搏动起来，再向左偏移。然后我就眼前一阵发白，什么也不知道了。”她的下一个意识就是从昏迷中醒来，人常常是在地上,浑身酸痛,裤子也尿湿了。我要她再稍微详细说说那些彩球。她说它们都很圆，颜色各异，每次都从视觉中心的左上方出现，先是一跳一跳，然后继续往左移动。有时在失去意识前的一瞬，她会感到双眼被无法抗拒地拉向左边，接着就是一片空白。“这种拉扯我无法控制，这时我就知道一次大的发作要来了。”

虽然过去一年里，她的癫痫因为换药控制得更好了，她也很久没有过全身抽搐，但那些先兆（其实就是较小的癫痫发作）并未减少，只是稍有了些变化。她告诉我，她现在还经常出现先兆,有时一周好几次。但只要那些彩球没有跳动或是向左偏移，她就知道自己没事，先兆会在短短几秒之后消失，和来的时候一样迅速。药物抑制了癫痫活动，将它限定在大脑皮层的一小部分，阻止了这种不受管控的电活动进一步扩散至全脑，从而避免了全身抽搐。现在她描述的，正是一例标准的枕叶癫痫。

就所有癫痫而言，病人的体验都取决于反常电活动出现在脑内哪个部位。源于大脑视觉区的癫痫尤其如此。这类癫痫最常见的表现叫“初级幻视”，正是苏珊描述的这一种：彩色的、常常是多种彩色的圆形，可以是圆点、圆圈或者圆球。有时随着癫痫发作的进展，这些圆形会变多，变大，开始移动，说明电活动正在初级视皮层上扩散——该区域位于大脑表层，是视觉信息直接输入的地方，大脑就在这里接收原始的感觉印象。任何一个有过偏头痛的人，可能对这类症状都不太陌生。偏头痛患者也常会经历一次先兆，即一种先于头痛而出现的症状。

比如我自己，预示我的偏头痛即将来临的第一条警讯就是视野边缘的一点闪烁，它起初十分轻微，我都不敢确定是不是自己想象出来的。随着病情进展，我开始确信这就是偏头痛的先兆，而此时闪烁的区域已经渐渐扩大，覆盖了我整个视野，使我越来越难看清它后面的东西。到了这会儿，我就会伸手去拿布洛芬，因为我知道接着会来什么。极少的几次里，我看见过波浪线或是之字折线，它们总是黑白的，在我的视野内行进，然后我就会头痛。这种偏头痛的先兆和癫痫先兆一样，也是电活动的变化在视皮层上爬行扩散的表现，这些变化会在大脑的层面上激活并打乱我的视觉。但是偏头痛中的电活动变化，与癫痫中的性质不同。癫痫是迅速且非常无序的放电，偏头痛的放电则更受控，扩散也更缓慢，激活神经元的方式有所不同。一个是火星遇炸药，一个是烛芯慢慢烧。

在苏珊的例子中，癫痫发作从初级视皮层向外扩散，会接着影响更靠前的脑区，包括参与眼球运动的区域，从而引起双眼被拉扯的感觉，再后面，癫痫就扩散至全脑。但身处癫痫之中，视觉也会遭遇其他类型的干扰。这些干扰的性质直接向我们展示了视觉加工的一些结构特征。“看”这个行为，远不止是注意到有图像落在了你的视网膜上。试想你看见了一位家人或是朋友。你看见她的肩膀上顶着一张脸，正站在你家门口。你认得她，明白她和你的关系，记得她对你的意义，还想起了上一次见她时的情景。要看懂你面前的眼睛鼻子嘴，你需要做两项至关重要的加工。第一项：这一切是什么意思？这个东西是什么，它为什么重要，又会牵涉什么？你知道那是一张脸，一张你熟悉的脸，它属于你的母亲，你爱你母亲。第二项重要信息：这张脸在什么地方？它是远还是近？它近到我可以说话、可以拥抱吗？这张脸是在接近还是在远离？我要把门敞开迎她进来，还是在她身后把门关上？没有了这些“什么”和“哪里”，一张脸就没意义，就不过是一组没有任何实质的特征。因此对于正常的视力，重要的不仅是“看见”。要为视觉的世界赋予意义，就要将视觉与其他认知加工过程、与其他脑区整合起来。所以，信息之流要从初级视皮层中滤出，从这个位于枕叶尖端、后颈之上的地方，送至解读意义和位置的脑区。那条“什么”通路会向前流动到颞叶，这个脑区会为视觉和语言线索赋予意义，并与记忆整合。颞叶上的一些区域负责识别视觉对象，比如脸孔或其他复杂图像。根据癫痫发作位置的不同，当它从视皮层出发转移到颞叶，癫痫诱发的幻视会变得更加复杂：其中开始有人，有动物，有图形，有场景；有的熟悉，有的可怕。

苏珊还描述了另一种癫痫，是我以前从未遇到过的。这种癫痫最近两年才在她身上出现。“它发作起来毫无预兆，每次都一样，持续二三十秒，然后就会消失。”她开始讲发作时的具体体验，但它们很难解说，也同样很难懂。和其他癫痫患者一样，这些发病体验有时实在超出我们的理解，几乎不可能清楚表达。苏珊说道：“那就像是一张底片。就像在看一张照片，但是明明

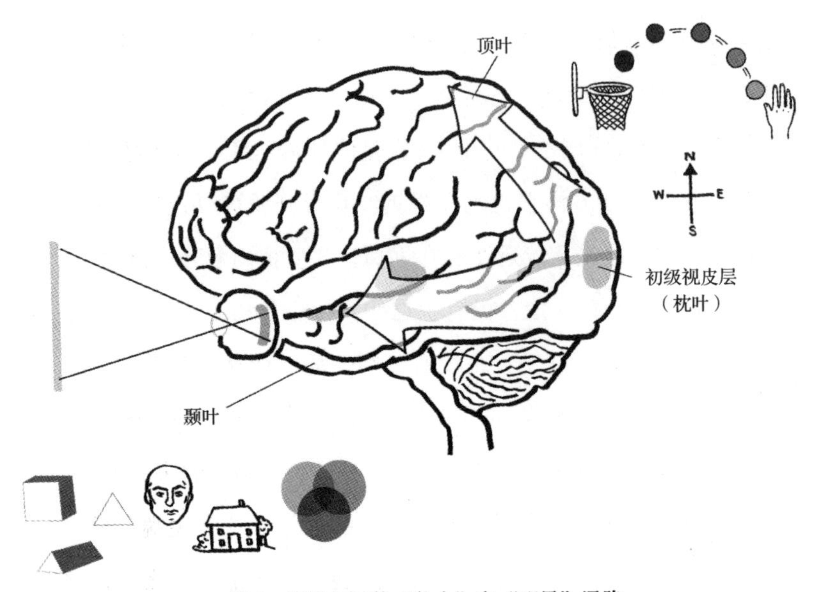

图 3　视觉加工的“什么”和“哪里”通路

你就在我面前，我却能看到你身后的东西。”她继续细说她看到面前站了个人，但同时又能看到正好在那人身后的景象——一堵墙、一幅画，或是背景里的任何东西，而这些东西本都该被那人挡住，看不见的。这种“复视”（double vision）常常会使人觉得自己能透视物体，看到同一物体的两幅影像交错相叠，但是苏珊坚称，她每样东西都只看见了一个。我问她看到的色彩是不是反色，就像底片那样，但她说不是。“而是那个人好像是半透明的，他的身形叠加在背景上。”经过一番讨论，我们都认为最合适的比喻是两张叠在一起的幻灯胶片，或是一张二次曝光的相片：总之就是前景和背景的图像重叠在一处，但原理难以充分解释。苏珊说："从逻辑上，你没法解释我是怎么做到这一点的。我就是能看到你后面！"

苏珊这令人费解的X光式视觉，背后的原理是一个谜。在那些时刻，她的视力似乎违背了物理学法则，能使光线弯曲，绕过站在她面前的人。但可行的解释还是有的，就是她的癫痫扰乱了"哪里"通路。这第二种癫痫好像是干扰了她对视觉空间的知觉，让她弄不清周围事物的空间关系。当你对一个人在房间中相对位置的知觉出现故障，也许就会同时看到这个人和这个房间，两者都是你从视觉记忆中构建出来的。我们对于周围的事物如何分布、对于我们在其中的位置乃至我们身体各部位的相互关系，都有一个根本的神经基础，这个基础位于顶叶，毗邻着枕叶这个大脑的视觉中心。要是扰乱了这一带的回路，扰乱了从枕叶到顶叶、使后者建立"哪里"视觉通路的信息流，就会扰乱对视觉对象在空间中处于什么位置的认识。发生在这些区域的癫痫可能造成视觉对象的扭曲：人脸会变得怪诞，或者对象离开后其形象依然存在，有时这些幻觉会在视野内一遍遍地重复，最严重的时候，连视野本身都会倾斜或整个翻转。由此可见，随着用药的调整，苏珊脑内涌现出了一种新癫痫，有另一小块反常的皮层组织诱发了小范围癫痫，它扰乱的不是"什么"，而是"哪里"。

苏珊的幻视，无论是彩色圆球还是视觉空间的扭曲，都指明了一些基本的东西：因为癫痫发作是大脑皮层过度活跃的表现，她的体验清楚地说明了幻觉是源于大脑皮层本身的。她的幻觉性质如何，取决于癫痫具体在脑的哪个部位产生，但她幻视的基础，总归是大脑表面高度复杂的细胞网络出现的功能失调或亢进。这或许也能为尼娜的病情提供一些重要启发。

* * *

尼娜记得之前某次就诊时听医生说过夏尔·邦纳的名字，但是没有描述，也没有解释。当时她并不知道问题出在她的脑子而非眼睛。后来有了家人们从互联网上搜罗的细节，她再次来到医院，询问详情。“我和我的主任医师谈了，她人很好，也很体谅我，但并没有给我任何进一步的信息，只说：‘对，是邦纳综合征，我看看能不能给你一份介绍它的宣传页。’那口气就像在说：‘你得回家自己去对付它。’好轻视的态度。”但尼娜不是甘心接受现状的人，她努力联系上了一个患者支持小组，他们专门向得了邦纳综合征产生幻觉的人提供信息和援助。

我问尼娜她现在还有没有那些幻觉。于是说话间，她就描述起了她正看到的东西：“再想象一下那块有个芸豆形小孔的黑毡子。我看到的东西，它们的形状好像都是那个芸豆给框出来的。就现在，芸豆的一圈仿佛正流淌着一条蓝色的香肠河。”她说着大笑起来，“人家肯定都以为我疯了！在这只芸豆底部，有一张像是拼贴出来的脸。还有些绿色、蓝色和粉色，色泽都很黯淡。”

后来她又在谈话间说道："现在又变了。始终都在演变。"我问她有没有看见过邦纳写到的那种小人，但她没有。她倒是见过小小的卡通角色，像是巴特·辛普森或老鼠米妮，偶尔还有挥着手的米老鼠（米奇）。她的描述使我想起了我童年时流行的那款手表：米奇的两条胳膊变成了时针和分针，在表盘上转着圈。"有时候它们会和许多形状拼贴在一起，就像《威利在哪里？》那样，你得去找。"她轻笑着说。她指的是那种有成千上万个小人的插图，你必须从里面找到身穿红白条纹线衫的威利。

尼娜眼下的描述，听来并不特别可怕或讨厌。我于是问她觉得自己的经历中最痛苦的是什么。她又停了一拍，思索如何回答。她告诉我，她已经完全适应了这些幻觉，它们在她清醒的时候始终存在，从她醒来的那一刻直至入睡前；但她的幻觉在强度和形式上都起伏剧烈。当她度过糟糕的一天，感到疲劳或紧张时，她幻视到的颜色就会更加明亮、生动，并使她大大分心。"这时我就会更频繁地撞上墙壁或门框，更频繁地绊倒，因为那些幻象挡住了我的视线。"那些僵尸脸也时隐时现。"它们绝对和我的情绪有关。当我悲伤、愤怒、焦虑或有任何负面情绪时，那些个僵尸脸、魔鬼、狗啊什么的就会出现。而快乐放松的时候，我就只会看见漂亮轻快的颜色、泡泡和独角兽。"

这一切为什么会发生？尼娜不知道答案。那我们知道吗？是什么使她的大脑产生了那些幻象？难道是她的大脑渴望看见些什么的需求太强烈了吗？幻视当然不是失明者独有的。多种精神和神经方面的疾患都会引起幻视，像精神分裂症、嗑药、帕金森病、阿尔茨海默病甚至丧亲之痛，还有我们已经看到的癫痫和偏头痛。就像我已经讲过的那样，脑内的不同区域和通路，各自负责视觉加工的不同方面。而且，大脑皮层的各区域还表现出相当程度的专业分工，并不限于视觉世界的“什么”和“哪里”两种。这些分工的专业程度是相当惊人的，有的脑区专门加工颜色、对象或质地，还有的专门负责熟悉的面孔、眼睛或嘴部的运动、身体各部分、对象识别、风景地貌，甚至字母和文本。看着一只黄色的网球朝你飞来，皮层上负责形状、对象、颜色和运动的区域就会更为活跃。看着伴侣对你微笑，负责面孔识别和嘴部运动的区域就会点亮。同样的活动也发生在经历幻觉之人的脑内，无论幻觉背后的原因为何。如果你幻视到了一只网球或是伴侣的面孔，相应的区域也会在脑部扫描中变得更活跃，无论幻视的原因是邦纳综合征、精神分裂症还是别的什么。

你或许比较容易理解，为什么脑活跃度的变化可能关联着脑病，因为这些疾病关系到脑实质的结构和化学递质系统的变化。但你或许不太理解，为什么眼病也能造成相似的结果。这一切的核心就是所谓的“去传入（deafferentation）理论”，即去掉对某一脑区的输入，就会减少对该区域皮层的抑制，从而引起超兴奋性（hyperexcitability）。实际上，正常的输入会阻止脑部产生自发活动。就像刑讯时的感觉剥夺会使人产生幻觉，眼病造成的视觉剥夺也会引起幻视。失去了所有输入的神经元，可是会死的。而只要保留一点点输入，这个神经元或它所在的环境就可以适应。它和相邻的神经元之间会萌生新的连接，已有的连接也可能调整。平常受抑制的连接可能变得更强。连接神经元的突触两侧都可能发生变化，一侧的化学递质增加，另一侧也生产更多受体。这些变化的最后结果，就是在缺乏正常输入时，诱发该神经元内部的活动——在大尺度上就是缺乏信息输入时诱发大脑皮层的自发活动，即没有视觉的视知觉。我在后面还会说到，会发生去传入的不仅是视觉这一种感官。

这样看来，至少在邦纳综合征，对感觉输入的去除会使大脑的视觉区域更容易产生自发活动，而哪些脑区更为活跃将定义幻觉的性质：它会简单还是复杂，会是什么颜色和形状，是否会出现小人国的小人等。但这里仍有一个悬而未决的问题：为什么邦纳综合征的幻觉如此典型，特别是为什么会出现那些穿着精致古装的小人？这一点我们还不完全明白。也许是因为视皮层上某些高度特化的区域比别的区域更易发生去传入，而这影响了尼娜和情况类似者的幻觉的性质，使他们看见了大小或形状受到扭曲的面孔和人。

不过看待尼娜的幻觉还有一个角度。也不仅是尼娜的幻觉，别人的也是，包括有精神病、感觉剥夺问题和其他病况的人。这个角度还可以包罗我们的所有感官而不仅是视觉，它最终也构成了我们知觉的一个基本方面。我们已经从比彻对战场伤员的描述中看到，感觉不仅是一个从外围收集信息而后汇入脑内的过程，脑也可以反过来影响我们捕获的信息。两个过程分别叫作“自下而上加工”和“自上而下加工”。信息的这种双向流动不仅限于感觉、感官，而是人类神经系统的一条基本宗旨。

在我们理解世界时，大自然赋予我们的这套认知系统，有三个主要缺陷。第一是世界时刻在以巨量信息轰炸我们，超出我们有限神经系统的加工能力。我们感知世界时，就像是在通过缓慢的网络连接播放一部高清电影，带宽太窄，无法可靠地传输全部数据。第二个，是我们其实始终生活在过去。由于我们的神经、脊髓和脑的构成，以及神经元之间的连接（即突触，它们靠释放化学物质在神经元之间传送信号），我们对世界的知觉存在着固有的延迟。试想你站在温布尔登的网球场上，你的对手站在对面，正在反复拍打网球，准备发一个赛点球。从球离开对手的球拍，到它就要砸到你脸上的时候，中间约有 400 毫秒。光线打到你的视网膜后，信号需要约 60 毫秒传到初级视皮层，这时你只能模糊地看到有什么东西飞了过来，而当信号传到能告诉你这只网球是“什么”、在“哪里”的其他视觉区域时，时间很可能已经过去了 160—180 毫秒。因此，如果你完全依赖传入的信号，那么当你主动感知到球的运动时，它已经在空中飞行了数米，快要飞到你身后了。第三个，亦即最后一个缺陷，是一切感觉信息都有内在的歧义。试想你看见前方不远有一辆红色轿车。这时假定那真是一辆轿车，就在几米开外，不会有什么问题。但如果只根据你视网膜上的图像判断，那也可能是一只小小的、离你的脸只有几厘米远的轿车模型。

神经系统的这三个局限在我们的日常生活中并不怎么明显。只有在我们面对各种视错觉，比如教材里的那些例子和 M. C. 埃舍尔的画作时，这些局限会显现出来一两种。比如有这么一幅简单的色块图，既可以看作两张彼此注视的黑色人脸，又可以看作一只白色花瓶；还有一张线描，在有些人看来是一只鸭头，另一些人看到的是一只兔子；或是一幅老妇的肖像，转眼又变成了一个年轻女孩的侧颜。这些画作不仅有趣，它们还展示了我们的知觉在理解世界时必须面对的歧义。

有些错觉还呈现了关于我们自身的一些更基本的东西。它们引出了一个观念，即人脑并非简单地吸收信息，而是一部预测机器。我们对世界的知觉，建立在我们认为世界应当如何的预测之上，要想应对数据容量、固有延迟和歧义这三个缺陷，这是一条必走的捷径。我们再来看上面讲到的那幅老妇画像：你一旦看见了其中隐藏的年轻女子，要再看见老妇就难了。还有一幅错觉画，是一只面具不停地做 360 度旋转，当面具转到背面朝向我们，其面部形象会里外翻转过来，而我们看到的仍是一张正常的脸。我们的脑用了几十年了解一张脸的样子，知道对方的鼻子和下巴比嘴唇和眼睛离我们更近。而我们又期待看到一张正常的脸，预测会有一张脸。因此，我们才会感知到我们常识中的一张脸，而不是我们本该看到的脸的背面。

还有些错觉甚至展示了我们如何用预测来弥补几毫秒的感

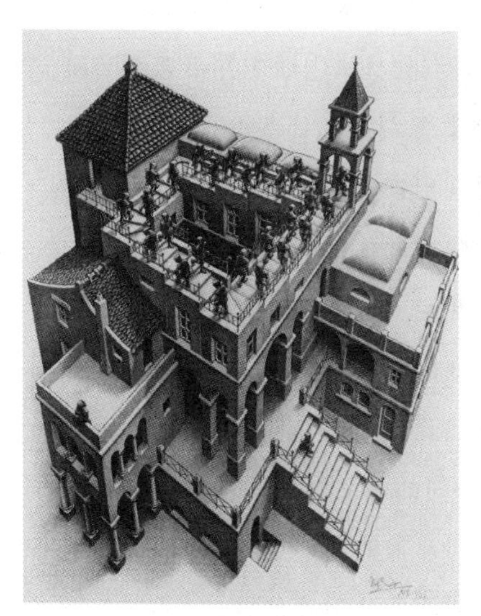

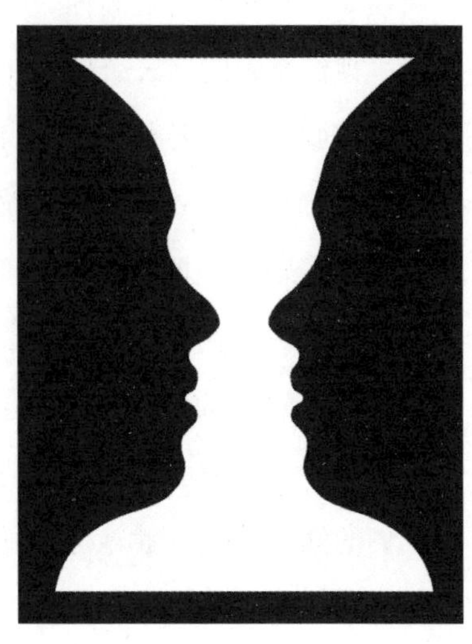

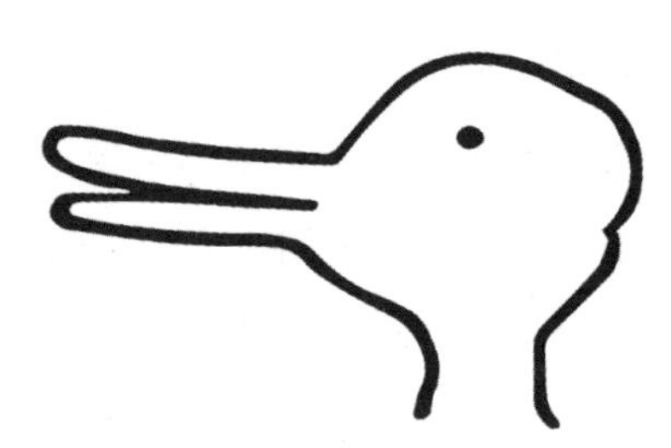

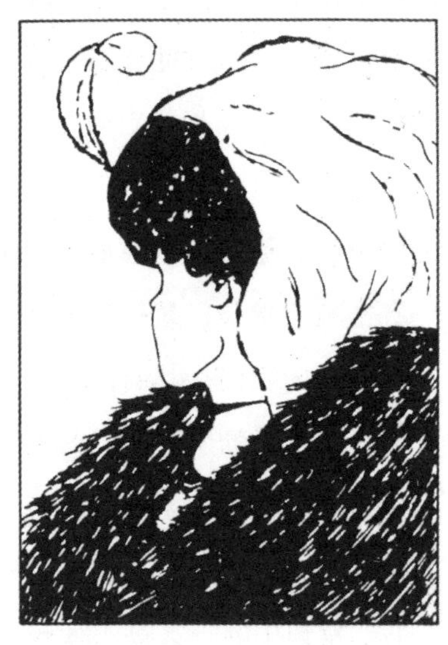

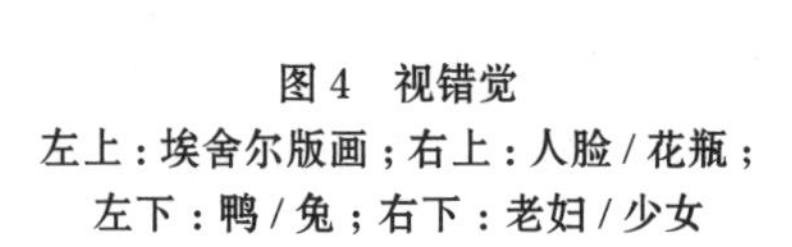

图 4　视错觉

左上：埃舍尔版画；右上：人脸 / 花瓶；

左下：鸭 / 兔；右下：老妇 / 少女

觉滞后。这一现象在一种名为“闪光滞后错觉”的动画中表现得非常清楚。动画中，一根小棒围绕一个无形的中心转动，仿佛钟表的秒针。它每隔一段固定的时间就在屏幕上闪现一次，很像是用逐帧动画来营造运动的感觉。如果在第一根小棒的边上，以同样的角度闪现另外一根，那么当两根小棒围绕中心转动时，它们看起来是平行的。但如果第二根小棒以不固定的间隔闪现，那么两根小棒看上去就会错位，仿佛时钟的表针扭曲了一般。第一根小棒以固定的时间间隔运动，这意味着我们看到的是我们期待看到它的位置，而第二根小棒闪现间隔不定，这意味着我们只能看到它的实际位置，结果就是两根明明角度相同的小棒不再平行。

即使在细胞层面，我们也能看到一些证据，表明演化在设法弥补我们的先天缺陷。电子业界早已经认识到了带宽不足的问题。电视界向来有一个难题，就是如何传递信息，才能详细呈现屏幕上的每一个像素。可是我们也早就知道,一个像素的颜色，往往可以由它相邻像素的颜色预测出来。比如电视屏幕上出现一片蓝天，那么一个蓝色像素的周围，就很可能也围绕着其他蓝色像素。这说明这些信息中有一定的冗余，我们未必要每秒 20 次或 50 次地传递每一个像素的细节。相比之下，更重要的是变化，是传达像素的颜色在哪里有了不同。因此传输中的数据是可以显著压缩的，就像用电邮传送一个大文件时也可以压缩和解压，将冗余的信息删掉。从生物学的角度看，我们感兴趣的也是变化。周围有一个静态世界并不是威胁，而当我们行走世间，或是周遭世界动转起来，我们的生存才会受到影响——我们要感知食水，感知即将跃起的狮子。我们对变化的敏感在日常生活中显而易见，适应变化的能力也是如此：跳进一片湖水时那令人心跳停止的寒冷会慢慢退去，刚刚走进房间时闻到的臭气也会渐渐消失，直到别人提起我们才会重新注意。

总之，有一股明确的演化压力在迫使我们觉察环境中的变化，但我们的神经系统又不具备充足的带宽，无法每时每刻将每一个感觉输入都尽数传入脑内。即使在最基本的层面，也存在着我们的神经系统努力适应的证据。再说回视觉系统：我们知道视网膜上布满了光感受器，每只眼睛里都有约 1.2 亿个视杆细胞和六七百万个视锥细胞。可是当光感受器受到激发时，它们并不会向视皮层发送约 2.5 亿个信号，否则系统必然超载。实际是，视网膜上有一类细胞叫“水平细胞”，它们将光感受器连成一个个小组。这些细胞的功能之一是在这一组组光感受器中寻找相对信号，实质就是消除相似信号，只向脑传送不同光感受器的差值，而非绝对值。这是数据压缩的一个简单例子。

读到这里，你可能要问，这一切和尼娜及其他幻视患者有何关系？我讲的这些人类神经系统的局限，其实都是无解的。人脑不是算力无穷的电脑，不能在人生的每一刻都加工信息、从环境中获取意义。要促进生存，捷径是必需的，而这种捷径的形式就是预测。人脑是一部预测机器，我们会参照对世界的预测来解释感觉输入，这一观念已经在认知和计算神经科学中牢牢扎根。我们会基于先前的经历，在脑内为世界建立模型，用以理解世界。这模型在世上的每一个人那里都会稍有不同，这是由我们的基因和迄今的成长与生活经历所决定的。这个模型时刻处在精炼和调整之中，就根据我们当下的经验。其实，我在前作《脑子不会好好睡》里就写过一个假说，解释我们为什么会做梦：做梦这一行为体现的是，在与外部世界切断之时，我们对内部模型的精炼。一定程度的预测至关重要，它使我们能够应付与生俱来的有限带宽、延迟及歧义问题。我们脑内的这个预测与编码模型认为，在每一层面，输入的感觉信号都和这个预测过程达成平衡，"自下而上"的感觉信号和"自上而下"的预测信号相互反馈。虽然它最初是为了解释视觉的一些方面而提出的，但已有些理论认为，这一模型还可以延伸至更高的认知和知觉层次，包括社会交往和信仰体系。

要在两股方向相反的信息流之间取得恰当的平衡，是一项棘手的工作。我们想利用预测来优化自身对世界的知觉，但要是对人类的预测本性过于倚重，我们就有根据自己的预期生造出一个世界的危险；而要是过于倚重感觉输入，冷落了自己的预测，我们又可能在茫茫的噪声之海中沉沦，或是无法克服我在前面讲过的人脑与神经的那些局限。最要紧的就是平衡，要想提出一个关于幻觉本质的统一理论，平衡也是关键。在尼娜的例子中，由失明造成的感觉信号缺失导致她对内部预测过度依赖，这种相对失衡使她那颗预测性的头脑负担过重，也令她在视觉丧失之后感知到了图形。对于那些感觉遭受剥夺的人，也可做类似的解释。而那些患精神病，或是患阿尔茨海默病、帕金森病之类脑病的人则有些不同，他们是内在的预测本性盖过了外界的感觉输入，结果同样是幻觉。这个观点或许还可以解释妄想，即在有明确证据的情况下仍坚持相反信念的情况：世界的内在模型会延伸到我们理解所处环境的方方面面，不只是感觉。而这个我们用以理解世界的模型，甚至可以延伸到其他领域。例如，孤独症人士常说自己“感觉过载”，即过多的感觉信息使患者感觉不适、无法应付，像是响亮的声音或者忙碌的视野。也许这些患者的内在世界要比常人脆弱，限制了他们加工感觉输入的能力。

* * *

直到圆满完成了与尼娜的交谈，我才真正开始消化她刚刚告诉我的故事。她今年 35 岁，在过去 30 年中，她改善视力的希望破灭了近乎无数次。其中有些事件是意料之中，比如移植物本来就很可能引发排异。但她的最后两次事故我很难理解。那两次，她似乎都被命运盯上了：概率极小的事故专门瞄准了她较为健康的那只眼。那是两次劫难，是命运对她的阴谋。我问她怎么看待这些事件。她告诉我她此前一直没有真正的精神信仰，虽然从小就是天主教徒，但也只是名义上如此。但当这些事情发生在她身上后，她说："我现在真的相信这就是我的使命了：像现在这样，对世界说出我的经历，提醒大家重视。我就是为了这个才踏上了这段旅途，为了让别人能听到这些故事并从中吸取教训，最好也能帮到其他有相同经历的人。一定就是为了这个。我真的、真的相信宇宙想让我处在这个位置。"

增长的灵性还将她推向了佛教及其教义。她开始冥想，还参加了一个按摩疗法的课程，她很喜欢。她补充说："在给别人按摩时，我仿佛能看见他们。我知道这听起来像胡说八道，但也许我真的开了天眼呢。当我与来按摩的人接触时，我仿佛能亲眼看见他们就躺在面前的床上，我的幻觉也消失了。"她的儿子很喜欢被她按摩足部，她也很喜欢给儿子做足部按摩，"因为这样我就能看见他的那一小部分了"。我听了好奇，问她有没有按摩过儿子的面部，借此来"看看"这张她已经几年没见的脸，但她没有。她对我说："我可不要像别的盲人一样，说什么'让我摸摸你的脸'。"但她说她曾对一个朋友试过一次。"说来奇怪，我真能看见她脸的形状。"这也是视觉的一种，不是通过双眼，而是通过指尖。

为了寻找答案、寻找可能的疗法，尼娜被转诊给了我的一个同行，他是邦纳综合征的世界权威，在伦敦南部的一家姊妹医院工作。我能联系上尼娜，其实也是他牵的线。我这位同行提出可以为尼娜做药物治疗，从而抑制她的幻觉。我于是又有了最后一个问题。我问她，如果有望摆脱幻觉，她会抓住这个机会吗？她有些迟疑："这个问题我每天都问自己，特别是病情严重的那些日子。但是反过来想，如果没有了它们，我还剩下什么呢？只有黑暗了。至少现在，我还有点东西可以瞧瞧。"

第三章

细嗅玫瑰，但觉恶臭

要想唤醒过去，没什么能比得上一阵与过去有过连接的气味。——弗拉基米尔·纳博科夫《玛丽》

我闻过的最臭的臭气已经深深烙进了我的记忆，差不多25年之后，它仍在隐隐地缓慢燃烧。只要去回想，我依然能闻到那股气味。那是1995年，是我作为医学生踏入病房的第一个月。之前的三年我都是在阶梯教室、辅导课、解剖室和实验室里度过的——哪儿都去过，唯独没和病人见过面。或许是我们还没有可信到足以接待公众，也没有博学到可以放手一试。刚出道的我，参加的第一个医疗组（firm，由数位主任医师和低年资医生组成的团队）是做血管外科的。我当时面带稚气，渴望学习，兴奋地想要会会第一批病人，但见过导师们之后，我很快就失望了。我实习的那家医院，当时还是一座旧医疗体制的堡垒，它老派、传统，不怎么进步。这种气质集中体现在医疗组的几个主任外科医师身上，他们就像电视剧《医生当家》里的兰斯洛特 · 斯普拉特爵士（Sir Lancelot Spratt），却丝毫没有他的幽默和仁慈。他们的教学技术是老一套：喊叫、欺凌和羞辱。这种做派在医疗组中一层层向下渗透，连主治医师也用同样的方法教导我们这些地位卑下的学生。

血管外科的主要任务是治疗静脉和动脉上的疾病：轻则去除静脉曲张，重则修补迸裂的主动脉瘤从而挽救性命。他们的手术也是老派的手术：手术室里，鲜血会随着心跳喷得到处都是，会用上止血带，乃至截肢。在那个年代，他汀还没有广泛使用，这类药物的益处还不为人知，因动脉结垢造成的血管疾病还相当常见。血管科病房里挤满了重度糖尿病患者或是重度吸烟者，他们有的动脉堵塞，有的下肢溃疡，还有的长了动脉瘤。我的第一次查房是教学查房，参加者包括一名主治医师和六名医学生，我们巡视病房，查看能提供特定学习机会的选定病人。我们在闷热的病房中转来转去，外面穿着新浆洗的白大褂，里面配衬衫领带，每到一个病人跟前，帘子就在我们周围合上。七个身穿白大褂的医务人员同处一个密闭空间，一边看着可怜的病人被又戳又扯，一边说着医学行话。主治医师一副凶巴巴的神情，享受着恐吓这些既没知识也没经验的年轻学生的游戏。

当我们聚拢到最后一个病人周围时，还没等拉上帘子，一股子幽幽的粪便味和腐烂味就弥漫了开来。病床中央躺着一个麻雀般瘦小的妇女，实际年龄可能 70 岁，但看上去有 100 多岁了。她有一张干瘪的脸，肤色蜡黄，嘴巴周围褶皱纵横。她的一蓬白发泛出黄色，来自经年累月、数十载春秋的烟草熏染。她的牙都熏黑了，右手的食指和中指也被焦油染成了棕黄色。她环视周围的我们，从她糊涂的表情中一眼就能看出她已经到了痴呆的终末期，理解不了这个奇怪的医学世界了。帘子在病床边合上后，先前那股幽幽的气味变成了强烈的恶臭。病房里本来已经很热，再加上八个人挤进这狭小的空间，简直无法忍受。那位主治医师面露一丝奇怪的似笑非笑，二话不说就掀开了这可怜妇女身上的棉布单，那架势仿佛一个魔术师揭开了他的新魔术，正等待观众鼓掌似的。结果他搬起石头砸了自己的脚：单子掀开，露出的是一条生了坏疽、正等着挽救或切除的腿，颜色发黑发紫，还涌出烂肉化成的绿脓，说明这条腿因为动脉疾病而缺少含氧血。这就是那主治医师的大揭秘，他想用这招来震撼、恶心他的学生——确实足以令我和同学们反胃了。更糟的是，这位不幸的病人，因为痴呆的关系，大小便双双失禁，无论床单、睡衣还是她的双腿，一切都涂了厚厚一层黑便，还有一摊尿液积在她两腿之间的床上。这股混合着人粪尿、感染、已死或将死的组织的气味，填满了我们的口鼻，也渗进了我们的衣服。这是我最接近在病房里晕倒的一次。我和同学们忙不迭地逃了出去。就算现在，当我写下这些时，我的喉咙深处仍会升起一股来自记忆的淡淡气息。

坦白说，我的自传性记忆是非常差的。我和妻子聊天时，经常是她一个人说起我们出席过的某次社交活动、早先的某次对话，甚至一起去过的旅行。她能背诵我们 20 年前的某次对话，几乎一字不差，而我基本已经想不起来她说的事了。只要聊上一会儿，我就不得不承认某某事情我不记得了。唯有那次查房，那个病人，那件事情，方方面面我都记得清清楚楚：那位可怜的妇女长什么样，四面墙壁是什么颜色，同学们露出什么表情，还有主治医师的得意笑容怎么就变成了恐惧。但印象更深的，还是那股黏腻腐臭的空气是怎么充满我的鼻孔、沉入我的肺部，并最终渗进我脑袋的：那强烈的恶臭，死亡的气息，还有从我胃里涌出的恶心。这记忆无法删除，犹如刻进了碑石。

* * *

在我们的所有感觉中，嗅觉和味觉都是异数，无论就它们的本质还是我们对它们的理解而言都是如此。在最基本的层面上，与其他感官相比，我们在使用口鼻时，采集的是非常不同的环境信息。视觉、听觉和触觉是将能量转化成体验，无论那能量是电磁辐射还是机械能。味觉和嗅觉则构成了我们沐浴其间并摄入体内的化学环境。它们采集的是我们呼吸的空气分子，或吃下的食物分子。这是对世界的一种初级、原始的体验，就连变形虫这样最简单的单细胞生物也有这种官能。这也是对我们栖居于其中的这锅化学浓汤的深刻认识，为此我们向世界伸出感觉触须，触摸周围的物质，看那是食物、危险还是配偶。

与其他感觉不同，味觉和嗅觉的颗粒度较低，提供的环境信息较少，让我们很难轻易定位、确认一个味觉或嗅觉的来源。虽然我们有两只鼻孔，数量和眼睛、耳朵和手一样，但我们鼻孔里的感觉器却很难分辨某阵气味来自何方。我们是能把鼻子转到可疑的方向，追踪越来越强烈的气味，但这毕竟和我们那些敏锐的能力，比如看见深度和距离，确定声音的方位，或用指尖感受复杂的细节等，非常不同。味觉也是一样，它会充满口腔，却无法进一步告诉我们它的确切来源。

我们之所以对这两种感觉理解不深，原因是我们认为，无论在一般生活中还是对临床疾病的诊疗中，二者相对而言都不太重要，在感觉的足球联赛中排名垫底。眼盲、耳聋或身子麻痹，对生命的运转和生活中各基本要素的冲击，要比味觉或嗅觉的丧失直接、强烈得多。说到底，我们要是再尝不到苹果的味道，闻不到玫瑰的香气，那也不是世界末日吧？但这一点还是不足以解释我们在味觉和嗅觉上相对的知识贫乏。对这两种感觉的科学研究还受制于一个稍显平凡的因素：我们容易测出声音、光线或所触物体的质和量，只要确定其位置、波长、强度或压力即可；但是对气味或味道，要怎么确定呢？即便是在描述感觉的语言方面，嗅觉和味觉也是异数：二者似乎根本无须阐释，甚至无法阐释。我们有丰富的词汇来描述景象、声音和事物的触感，但用来形容气味、味道的词汇，却仅限于它们闻起来、尝起来像什么别的东西。我们描述气味，总要参照过去的经历，说它们唤起了我们脑海深处的哪段记忆。我们表达气味和味道，只能联系它们对于我们各自的意义，而无法将它们拆解为组分。

这点出了一件极其重要的事情。还记得感受不到疼痛的保罗，以及眼盲后仍有所见的尼娜吗？他们的神经系统疾病显示了，真实世界本身和我们对真实世界的体验，二者是分裂的。正常情况下，人很难体会到真实世界本身与对应知觉之间的分裂，而对于嗅觉和味觉这两种化学感觉，这种客观与主观之间的冲突倒比较直观。我们看到的、听到的（至少大部分）可以径直归结为环境中的物理因素：我看到面前的一只苹果，说明我一米外的办公桌上放着一个红色的圆形物体。而说到嗅觉和味觉，谁也不会认为它们传达了我们所遇物质的真实分子结构。我们尝香草冰激凌的时候，它难道告诉了我们赋予其特殊风味的主要化合物，即香草醛的化学结构？闻一款香水的时候，相关体验难道指出了借空气传播进入鼻腔的各种分子的物理特性？不，我们对冰激凌和香水的体验都只是一种速记，是我们将自己对所处化学环境的理解化约成了一种味道或一阵气味，是脑子给它们贴的标签。

如果嗅觉和味觉只是我们从空气中或口腔中采集化学物质，那么这两种感觉应该至少能透露一点这些物质的分子结构。有时的确是这样。相似的分子可能有相似的气味：比如所有的胺类物质闻起来都像在烤东西，脂肪酸有股子陈腐味，醛类闻起来常像修剪后的草或叶子等植物。但这当然不是绝对的。有时相似的分子闻起来也会完全不同。甚至同种构造的分子在三维结构发生变化时（比如所谓的“对映体”），闻起来也会迥异，比如某种分子的甲版本闻着像热带水果，乙版本却似橡胶。

要说明化学感觉的缥缈性质，神秘果恐怕就是最适合的例子。神秘果是一种原产于西非的灌木，能长到几米高，结出的果实呈红色，有 2 厘米大，外形有点像橄榄或者橡子——说到这里，它或许还显得很朴实，不怎么神秘。而一旦咀嚼这种浆果的果肉，神秘的事情就发生了。如果你单独嚼它，你会觉得味道挺冲，有一丝丝甜，别的也没什么可说的。但在吃下它之后，你要是再咬一口柠檬或青柠，甚至喝一点醋，你的口腔就会甜味满溢，那是爆炸般强烈的糖味。这股甜味会逗留好几分钟，直到唾液把这种浆果中的活性成分——神秘果蛋白——冲刷干净。神秘果蛋白本身并无作用。在正常的口腔环境、中性的唾液中，神秘果蛋白会与甜味感受器结合，阻断后者，并不会刺激出甜的感觉。而当唾液与酸味物质相混合，口腔因而变酸时，神秘果蛋白就会与唾液蛋白结合并改变自身结构，一下子就能激发甜味感受器，而非阻断它们了。这是一种显著的味错觉，它有力地说明了物理世界与对应体验之间的关系只是松散的。

* * *

“别人总是拿这件事打趣，笑话我。我就那么坐着，用一块手帕盖住鼻子，想挡住所有气味，想停止呼吸，真的。我会用嘴而不是鼻子呼吸，免得闻到那种气味。而别人只会拿我寻开心。我甚至听人说过：‘还好嘛，至少你不聋也不瞎。’”乔安妮对我说起她在过去五年中的经历时，声音明显透着怨气——怨别人不懂她这种病的害处，怨这病对她生活方方面面的影响。

乔安妮的问题一开始危害不大。那是 2015 年，40 多岁的她得了一次平常的感冒。这种毛病任谁都很熟悉，它在秋冬季节时不时会来陪你一阵，当然还有春天，乔安妮这次就是。乔安妮住在英格兰东北部的泰恩河畔郡（Tyneside），这里有来自北海的刺骨寒风，因此她对感冒无疑并不陌生。但那一次她一连几周没有康复，造成了一些慢性鼻窦问题，后来只好用了一个疗程的抗生素来解决它。感冒好了，她没有多想，可是又过了几周，她开始注意到一件怪事。“我闻到了一种非常糟糕、非常不像样的气味。我也说不清那是什么。有点像烂肉，又有点像阴沟，是非常恶心的一种腐臭味。”随着时间推移，乔安妮发现这股臭气开始无所不在，包裹一切。“臭味越来越浓，每时每刻都有。”受影响的不仅是她的嗅觉。腐败的臭味也沁入了她的食物。“每样东西尝起来都是要么有股子化学味，要么像变了质，就好像它们都发霉、烂掉了似的。”

一些特定的气味似乎会加剧这种糟糕的感觉，而诱发因素之广泛，使她根本无法正常生活。“每当我接触到香烟的烟雾、烹熟的饭菜、咖啡，甚至织物柔顺剂或香水，这股恶臭就会增强 20 倍。”牙膏里的薄荷味令她作呕，她只好选购无味牙膏。

上班时，周围同事的香水和须后水味她也无法忍受。她一连请了几个月的病假。就连家庭生活也变得充满焦虑。和伴侣以及姐姐一家在周日共进午餐，成了她的一桩磨难。只消一会儿，食物的气味、炭火的烟气和别人的体味就都会令她难以抵挡。"于是我干脆跑到外面，但外面也到处都是气味。去一次商店，你总会经过几个抽烟的人。这时我就会朝相反的方向跑上一两公里。就连刚刚修剪过的草坪，那股子味道我都受不了。"

这种怪病很快显出了危害。乔安妮觉得病后的新生活极其痛苦。"我整天只想睡觉，因为只有睡觉才能摆脱各种臭味。我想干脆冬眠。我不想出门，不想社交，不想上班。我就只想睡觉。"

就像神秘果的那种效应，乔安妮的感觉世界也错乱了起来。死亡、腐败和衰朽的气息无时不在——这种气味错觉并不神秘，只有恐怖。因为缺乏他人的帮助和理解，乔安妮的苦恼雪上加霜。她第一次去看全科医生时，对方一脸茫然。她回忆道："我的全科医生根本没听说过这种病。"医生给她开了各种鼻喷剂和口服药，全都没有效果。我问乔安妮，家人有没有怀疑过她的问题可能是心理上的——我以前就遇到过一些病人自重度抑郁发展成精神病，妄想周围的一切都在腐烂或死亡。但乔安妮说："我家人应该都知道这是生理性的，他们只是不知道该怎么帮我。"就像经常发生的那样，"谷歌大夫"提供了一个近似的答案，给她的病起了一个名。"我从没听说过这种病，我拿去考我的全科医生，他也没听过。"这病的名字是，"嗅觉倒错"。

* * *

吸气是一个简单的行为：闭上嘴，缓缓将空气深深吸入。鼻孔微微紧缩，振动的空气湍流使鼻子发痒。这是一个无意识的行为，是对生命存在的简单体现；但在同时，同样无意识的，它也是一个警戒行为，是对外部世界的采样，对危险的探查，是在寻觅食物、家人或潜在的伴侣。一次吸气就是对整个世界的一次研究。在此种对宇宙的探究背后，有着中枢神经系统与外界的唯一交点，在这里，我们的脑向外冲破了身体的局限。在其他感觉那里，我们的脑都受着“门卫”的保护，就像高级俱乐部的看门人那样；周围神经，以及耳朵、眼球这样的感觉器官，始终将世界挡在一臂开外。但在嗅觉这里，脑子却放下了戒备，任由自己的触须伸进外部空间，直接抓住空气。在医学院的解剖课上，我们最先学习的对象中就有脑神经，那 12 对神经直接从脑部伸出，分布到头颈和躯干的各个部位。它们控制着头部的感觉、眼睛的运动、视觉乃至胃的功能。其中的第一对就是嗅神经，它与其他所有脑神经都不相同。和视神经一样，嗅神经也是从大脑本身，而非脑干中伸出的；但和视神经不同的是，嗅神经几乎全程都在颅骨内部，而它的纤维又直接接触外界环境。嗅神经纤维在鼻道黏膜中不受约束地漂浮，并且向上穿过颅骨前部的筛板，这层布满细孔的骨性结构就构成了鼻道的顶棚。但嗅神经本身发端自大脑，其实就是大脑伸出颅骨，进入了外界。

嗅神经有着惊人的细节。在每只鼻孔中，鼻道的顶棚和隔板里都有一小块黏膜组织，面积只有 2.5 平方厘米，专门用于嗅觉。这片不大于一张邮票的小区域，承载着 600 万—1000 万个感觉神经元，每一个都等着与鼻孔吸入的化学物质会面。

不同于神经系统的许多其他部分，嗅神经元时刻都在重生，它们平均存活一两个月，然后就被持续复制的干细胞所取代。它们就像海葵似的，张开触手，过滤海水，等待水流带来猎物；而这千百万个神经元是如何创造出嗅觉的，这在短短几十年前大体还是个谜。20 世纪 90 年代初，琳达 · 巴克（Linda Buck）和理查德 · 阿克塞尔（Richard Axel）找到了一大族基因，它们负责侦测溶解在鼻黏膜中的挥发性化学物质，称为“嗅觉感受基因”。两人因这一研究获得了诺贝尔生理学或医学奖。此类嗅觉感受基因，小鼠约有 1100 个，而我们人类只有区区 350—370 个。每一个嗅神经元都只表达一类嗅觉感受基因，相当于每一个神经元都只能从一种化学物质中探测出一种气味。但既然如此，我们又为什么能闻到近乎无穷的气味呢？

后续研究揭示了一幅颇为复杂的画面：原来有这么一种过程，使我们能以数量有限的探测器，分辨成千上万种气味。这和视觉有点类似：视网膜上也只有三种颜色感受器，却能通过合并信号，使人探查到彩虹的各种颜色。只是，嗅觉的机制要复杂得多。视觉系统只有一种输入——光线（虽然也分不同的波长）；与之相比，嗅觉系统中输入的是化学结构，是有着不同形状和大小、彼此没有共性的各种分子。不像视觉只要三种感

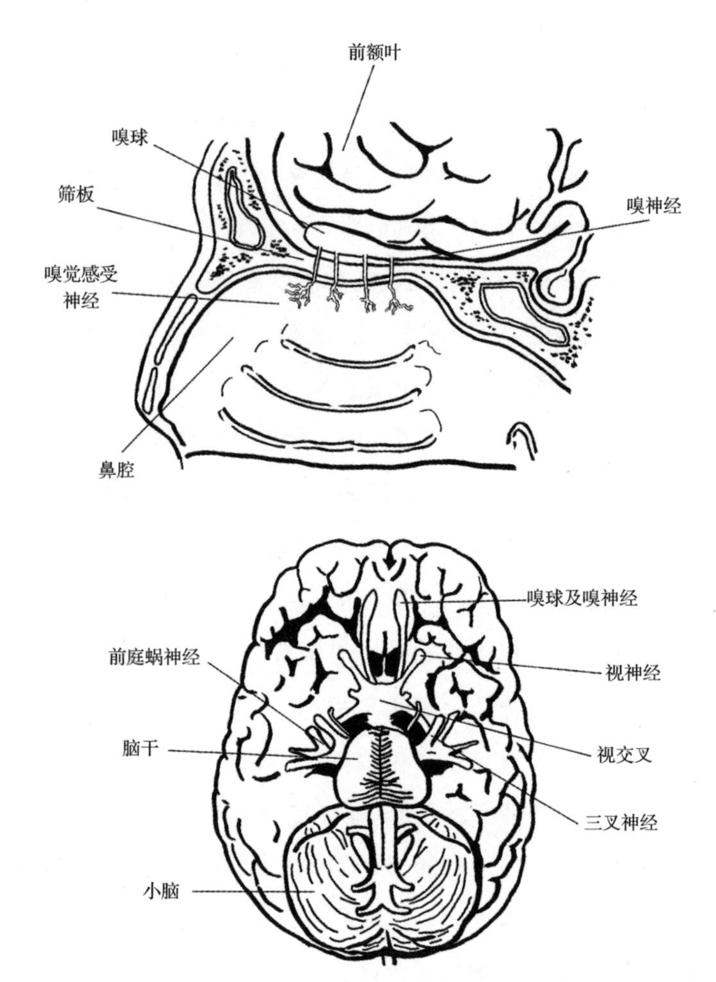

图 5 嗅神经和嗅球与筛板相连，并投射到嗅皮层

受器，嗅觉系统由于输入驳杂，需要的感受器有几百种之多。但说到底，用三种光线感受器感知颜色，和用 370 种嗅觉感受器抽取气味，两者毕竟还是相似的。

虽然每个嗅神经元只表达一类化学受体，但每一种有气味的物质，都可能在不同程度上刺激几种不同的受体。反过来，每个受体也能探测几种有关联的分子。总之就是，每种化学物质都有自己的标记，能在不同程度上刺激不同的神经元群。正是这些标记的组合（即多种挥发性化合物，它们或形成玫瑰的香气，或形成变质牛奶的腐臭）构成了我们对于气味的知觉。

一旦我们开始理解，真实的化学物质与我们对嗅觉环境的知觉（以及这种知觉背后的原理）间有着怎样的鸿沟，我们就会明白这个系统到底有多么脆弱。首先是解剖上的脆弱性。嗅神经元直接与外界接触，这一点非常罕见。它们也因此面临很高的风险，包括感染、炎症、创伤等可能造成的损坏。一次普通的感冒、鼻道发炎或是鼻子上挨了一击，都可能杀死这些神经元。此外，这些神经纤维与颅骨中其他结构的相对位置，也使它们特别容易受到伤害。它们必须穿过颅骨才能入脑，而通道又只是筛板上的那些小孔。一旦头部受到任何创伤，都可能造成颅骨内各个器官的微小移动，将这些神经纤维在它们穿入颅骨的地方剪断。其实在头部受伤的人中间，约有7%都产生了嗅觉障碍，原因或是嗅神经纤维受了损伤，或是大脑的嗅觉区域本身受损，或是鼻子受伤阻断了嗅觉感受器的供气管道。

其次，因为这整套系统的基础是每一种带气味的东西都产生一套独特的刺激模式，所以无论什么，只要打破各种受体和神经元在输入和输出上的脆弱平衡，都可能根本性地改变嗅觉。根据受损神经元的具体类型及比例的不同，结果可能是嗅觉的轻度、中度受损甚至完全丧失，但也可能是嗅觉的变化，比如乔安妮这样的嗅觉倒错：每种东西的气味都变了，都染上了别的东西的气味。在这一点上，嗅觉可再次类比于视觉：红、绿、蓝三色的锥形感受器将波长信息整合起来，使人感知到颜色，若失去其中一种感受器，人就会变成“色盲”，原本的彩色世界会蒙上一层新的色调。我们大多知道有一种遗传性色盲，病因是患者在出生时就少了一种感受器。但除此之外，如果一个人的视神经（具体而言就是视网膜）在出生之后受损，比如受损于某种治疗结核的抗生素，那么他也可能出现类似的症状。

我有时会接诊一些癫痫病人，他们的病灶附近就是初级嗅皮层，有意识的嗅觉就来自这里。在癫痫发作的先兆期，他们常会闻到一股令人不快的气味，像是烧橡胶或是别的什么臭气，那正是失控的电活动在刺激脑内的嗅觉中心。可见，这种现象可能生自大脑本身，虽然是在癫痫发作中断断续续地产生的。不过，嗅觉倒错几乎总是发生在嗅觉已经遭到更广泛破坏的人身上，而这就佐证了如下观点：这种病症的关键在于对嗅神经元的破坏或扰乱，无涉大脑皮层。几乎所有嗅觉倒错患者在描述自己的症状时，都说闻到了腐臭或阴沟一般的气味，多数人还表示某些气味会诱发他们的嗅觉倒错，包括汽油、香烟、香水或水果等的气味。最初引起倒错的原因，最常见的是重感冒、慢性鼻窦疾病或头部创伤，但也有多达 1/4 的患者没有明确病因。在许多方面，乔安妮都是一个典型的嗅觉倒错患者。

嗅觉倒错和其他的嗅味觉失调还有一个非常显著的特征，就是抑郁。超过一半患者会有抑郁的症状。在这一方面，乔安妮亦不例外。虽然她没有明说，但在交谈中，我还是一眼看出，病情对她的心境造成了巨大的冲击。她爽快地承认，她除了睡觉什么也不想做，因为清醒时，那股腐臭四处弥漫，从方方面面折磨着她，只有沉睡方能解脱。她对我说："你要是整天闻着腐败的气味，尝着腐败的味道，生活就连想都不要想了。"她因此不能工作，不能社交，甚至受不了和家人共处一室：别人身上的气味会加重这股侵蚀她的腐臭，令她的生活无法承受。而她的绝望情绪还有其他原因：等了许久却迟迟不能确诊，医护人员和身边的人都对这种疾病缺乏认知，以及走马灯似的各种治疗始终不见成效。焦虑不仅来自嗅觉倒错，也来自嗅觉特定方面的丧失——"我闻不出煤气或烟味。应该说我能闻到它们，但它们闻起来和别的气味没有不同。这叫我非常担心。"后来她终于确诊了，但未来仍是一片茫然。医生说她的病无法治愈，也没有人说得清她的嗅觉还能否恢复正常。"我变得非常易怒、孤僻，不想身边有任何人。"她回忆道，"家人光是听我描述，很难理解我到底在受什么罪。没有亲身经历过的人，真的很难明白这种病到底是怎么回事。"最后全科医生给她开了一个疗程的抗抑郁药，但她记得那些药几乎没什么用。

我们很容易理解为什么乔安妮这样的经历会引发抑郁，也容易理解这种经历对家庭、社交和工作有何妨害，以及它对一个人外出的欲望，乃至与整个外界交流的欲望又会有什么影响。但除此之外，也许还有些别的什么。也许对这种心境障碍还有别的解释，或至少还有另外的因素。我们已经看到，嗅觉是五感中的一个异数。一方面，嗅觉器官和大脑之间的通路更加直接，较少过滤。嗅觉没有周围神经的参与，就好像大脑直接伸入了环境。其他感官连至大脑皮层的通路都更加漫长曲折，要沿神经回传，一路穿过脊髓，穿越脑干或经过几处中继站（即一丛丛称为"核"的神经元），然后才到达皮层。而嗅觉完全不是这样。从嗅球（即筛板上方不远的嗅神经）出发的神经纤维直接投射进嗅皮层，即我们的嗅觉体验中心。另一方面，这片初级嗅皮层在脑内的分布又出奇地广泛，包含的不仅有一个分辨各种气味的脑区，还有一些边缘系统，即脑内加工情绪的几个区域，这些区域似乎也负责对气味产生喜爱或厌恶的反应。边缘系统中有一个关键区叫杏仁核，脑扫描显示，它会在人闻到可怕的气味时激活。

经过初级嗅皮层之后，输入的嗅觉信息会接着投射进更多脑区。仔细了解后你会发现，这些与嗅觉相关的脑区，和与抑郁相关的脑区是高度重叠的。不过，气味和心境之间的连接也不全是解剖学上的。气味和抑郁之间，似乎还有着互相促进的关系。临床抑郁症患者和对照组相比嗅觉更差，而这些嗅觉较差的人，随着嗅觉继续变差，抑郁症状也会更严重。不仅如此，构成嗅球的组织，在抑郁患者脑内往往也更少。即使在动物身上，这个联系也很强烈。破坏啮齿动物的嗅球，会引起免疫、激素和化学物质水平的变化，这些变化与抑郁的人类相似；脑内的多巴胺和血清素浓度也会改变。这些啮齿动物的行为也会跟着变化，而且同样和人类的抑郁行为相一致。

所以有这个可能：嗅觉倒错除了直接干扰了乔安妮生活的方式，或许还有更加基本的原因可以解释她为什么会易怒和孤僻——嗅觉倒错或许也直接影响了她的大脑。而嗅觉和情绪的这一紧密关系又带来了新问题：这种关系到底为什么会存在？

这个话题又将我引回了25年前，想起了那位外科主治医师掀开病人的被单，露出她腐烂化脓的肉体和失禁的屎尿时，病房里弥漫的那股恶臭。直到今天，它还充塞着我的鼻孔，我也还清楚地记得胃里突然升起的那股恐惧和厌恶之感。我还能清楚看见那可怜妇女的表情：她茫然地望着我们的面孔，不知自己身在何处、我们是谁、又围拢在这里做些什么。她那张脸，那股恶臭，还有种种情绪，一样样都铭刻进了我的记忆，并没有被时间冲淡。虽然我希望遭遇此等场景的读者越少越好，但恐怕几乎所有人都理解我这段经历的关键之处：一阵特殊的气味唤起了记忆中一个早已忘怀的强烈瞬间，或是一种情绪、一个场景；一个嗅觉的诱因会将我们带回某个特定时空，常常还伴随着一股或正面或负面的情绪。那可以是烤箱烘烤蛋糕的香气，是失散多年的爱人用的香水或须后水。或者像我妻子不久前才体会过的：我们正在一所学校为女儿考察，学校走廊里的一股气味强烈唤醒了我妻子自己上学时的几段不快的记忆，她立刻对我们正在考察的这所学校心生厌恶，随即将它踢出了名单。当然，还有马赛尔·普鲁斯特，关于这个主题的几乎每一篇科学文章都会引用他的一段文字："突然，往事浮现在我眼前。这味道就是玛德琳小蛋糕的味道……而在我品尝之前，这块玛德琳小蛋糕的样子并未在我心中唤起任何往事。"对普鲁斯特而言，是小蛋糕的风味（flavour，不仅是气味 /smell）将他带回了往事之中。这比我的体验要愉快一些。

看来，相比其他感觉，气味更能唤起情绪状态及相关事件。虽然其他如音乐、触感或言语等方面的刺激也能唤起记忆，但嗅觉勾起的始终是情绪更为浓烈的往事。事实上已有实验指出，情绪状态或能强化气味和记忆间的连接。在一项实验中，学生们在考试前参与一项基于词语的记忆任务，其中有些伴随气味，另一些没有。结果，闻着气味的学生完成得略好一些，而最能体现这种效果的，是那些对学习有高度焦虑的学生。

可见，为嗅觉所重叠的，不只是情绪，还有情绪记忆。脑内参与嗅觉和情绪加工的区域，也在记忆中扮演重要角色。比如直接从嗅神经接受输入的杏仁核，就对恐惧体验和"恐惧条件反射"至为基本——恐惧条件反射就是将原本中性的事件（如一辆轿车刹车的声音）和恐惧本身（如某人在一起严重车祸中受伤的恐惧）配对的过程。这一过程可能对创伤后应激障碍（PTSD）患者极为不利，他们只要一闻到血或汽油的气味，或者像越战老兵那样闻到凝固汽油弹的气味，就可能引发极为夸张的、关联着可怕记忆的恐惧反应。不过，这一过程也可能是生存的关键。想想一只小鼠对猫味本能的恐惧反应，如果它也能对猫砂或猫食的气味产生恐惧，可能会很有用处。这类效应对人类也可以很有帮助。初级嗅皮层上还有一个区域叫“内嗅皮层”，它紧连着海马这个对新学习、新记忆至关重要的脑区。而从演化的角度看，对特定气味的快乐反应或许也很重要，它能驱使机体寻找那些促进饮食、安全或交配的气味。

气味易于触发记忆，这一点或有深远的意义。研究发现，由气味引起的正向情绪记忆，对免疫系统和炎症都很有裨益，它还能超出嗅觉区域，改变脑部的活动。从空气中感知到化学物质，这一行为虽然“简单”（不过是物质的分子结合了嗅上皮中的受体），却构成了神经及心理系统的基础，进而影响许多认知、行为和生理过程。虽然在本质上，嗅觉代表的只是一套简单的化学物质探测系统，但它一点也不简单。

* * *

如今，在生活被嗅觉倒错重创了近五年之后，乔安妮有了明显好转。“要我说，我已经恢复了大约八成。我不再闻到恶臭气味了。不过我也闻不到正常气味，嗅觉还是不行。我到现在也还是不喜欢许多香水的气味。”哪怕只是一定程度地恢复正常嗅觉，她的道路也是漫长而崎岖。她后来找到了一位专长于嗅觉失调的耳鼻喉科医生，这样的人可是出奇地难找。那位医生对她开展了一种试验性疗法，给她吃一种平常用来治疗哮喘的药，“茶碱”。医生假定，这种药物或许能增强鼻黏膜中的某些因子，从而促进嗅神经元的复制，进而加速这些神经元的正常替换过程。如果乔安妮的嗅觉倒错背后的原因是嗅神经元中的某个子群出现了缺失或损坏，那么促进它们重生应该就会有用。

无论是出于巧合、安慰剂效应还是药物的直接作用，总之乔安妮告诉我：“我[吃这种药]只吃了一两个礼拜，恶臭就抑制住了。”她后来还吃上了加巴喷丁，这种药最初是为癫痫研发的，而今已用于在一系列神经系统问题中抑制神经元的活动。她说：“这套组合拳让我的境况改善了许多，我终于能应付生活了。我也明白了，鼻子里的嗅球有时会重生，所以有可能是这两种药物共同抑制了那些臭气，直到我长出新的嗅球。”现在，她已经停了这两种药，停了大约一年了。起初她还怕停药会使嗅觉倒错复发，但所幸并没有。虽然已不再服药，但她的病情仍有小小的改善。她也开始接受“嗅觉训练”疗法：每天两次，将几种气味强烈的油放到鼻子底下，目的是训练神经系统重新闻到气味。这种疗法的原理还不明确，但医生假定它或能刺激嗅觉感受神经元的生长，由此疏通嗅球中甚至脑内的通路。

“我分明感到自己在好转。最初的诊断说我如果六个月内没有恢复嗅觉，就很可能再也恢复不了了。但实际上，恢复到现在的样子，我花了四年。”眼下她的康复速度慢得难以察觉，乔安妮自己也意识到，要过好多个月，她才能注意到明显的变化。“要我说，任何改善都微乎其微。我们没法说，每过一两个月我就会好转百分之多少。要经过很长很长时间，我才能注意到一点点变化。以前，我必须每三到六个月复诊一次，但现在他们同意每两年见我一次、观察我的进步了。”

* * *

在本书开头，我请各位玩了个游戏：根据各感官对你的重要程度给它们排名，并指出你最愿意放弃的一个。我本人将嗅觉和味觉这两种化学感官排在了最后，觉得没了它们我也能活。但听了乔安妮的话，我立即明白，嗅觉的改变虽然乍看起来是小事一桩，其实有着十分广泛的影响。嗅觉不仅探查环境中的化学物质，它还对我们的心境及记忆起着根本性的作用。这种感觉不仅告诉我们外部世界的情况，也影响着我们的内心世界。我在后面还会讲到，嗅觉也对我们的生存发挥着关键作用，它左右着我们对食物的好恶、对配偶的选择，并使我们能与他人开展无言的交流。

不过重要的是，同其他感觉一样，我们通过气味感知到的东西也是一种幻象，是我们的脑和身体在为空气中的化学物质赋予意义。乔安妮和她的嗅觉倒错就像神秘果，也显示了身体运行情况的小小变化，能多么显著地改变我们对现实的知觉，只是嗅觉倒错是疾病，而神秘果的作用发生在健康状态之下。我们对气味的感知以及相应的情绪反应，皆由生存需求所驱动。此时，我又想起了医院病床上的那位老太太，想起了那股令人作呕的气味，那弥漫着死亡和腐烂的浓稠空气，还有我喉咙里泛起的酸水。但假如我像蛆虫或屎壳郎那样，要依靠腐败的组织或粪便维生，那么也许，那团浓稠的空气就会是宜人舒适的气味，像烤面包那样香，像玫瑰那样甜。

第四章

脑内歌曲大联唱

上帝接着说，/要有声响，/他把寂静分开，/给音乐腾出地方，/音乐来了，那律动真棒。

——卡米夏·L. 琼斯《助听器赞歌》

我伫立在伦敦的细雨之中，在烟雨朦胧的特有缥缈之中，心想这真是梦幻般的一幕。我眼下正置身汉普斯特德的一座花园，远处传来车辆行驶的轻柔沙沙声。园中的植物略显蔓生，应是刻意为之。脚边有一小汪水塘，里头满是蛙卵——这是为了给野生动物创造一个避世的港湾，营造手法中透露出点点异趣。我的周围到处是野鸟喂食器，也有鸟类和其他动物的精美雕像，林下灌丛里还藏着一个花园小矮人。在植物环绕之下，一小块草皮上站着比尔·欧迪（Bill Oddie），他将手掌放在耳后，一边听着鸟鸣，一边自己不时发出啾啾声。谈起花园，比尔说："我们来这里很久了。我已经完全把花园改成了另一副模样——

用我妻子的话说，一副滑稽样。”

比尔大概是我对英国电视最早的记忆了。我记得小时候在一个朋友家里见过他，那时我已经学了一点英语，能做大概的交流。电视里，背景中是三个男人在骑一辆三人脚踏车，还有各种类似定格动画的效果。我的英语还没有好到可以看懂节目内容，但我记得电视里放的是《好家伙》（*The Goodies*），我朋友和他母亲都看得哈哈大笑。不过回想童年，我记忆最深的还是比尔的嗓音：有点沙哑，调子很高，非常独特，就像《香蕉超人》里的某个角色——那是当年的一部周六晨间卡通片，80年代的孩子都很熟悉。后来，我偶尔也会在BBC广播4台的喜剧栏目里听到他。过去20年间，他又在电视上主持了不少博物节目，哪里都有他的影子。比尔现在大概是全英国最著名的观鸟人了，观察过许多珍稀鸟类。眼下，他正在伦敦北郊的一座花园里模仿各种鸟类的叫声，我则在一边仰望着阴沉的天空。我稍微闭了闭眼，仿佛是在倾听电波中那个熟悉的声音。我必须提醒自己此行的真正目的。

在屋子后面，看顾着比尔这片静谧绿洲的，是一间玻璃房。玻璃房里满是乐器，一大套架子鼓摆在中间，镲片架上挂着一只褪色的帽子，上面印着《好家伙》的图案，这是纪念他漫长而丰富的职业生涯的唯一一件实物。我们坐在沙发上闲聊，一只只鸟儿在他身后的花园里轻快地飞进飞出。

“我刚去了一下视野救星（Specsavers）眼镜店，”他的声音一下子变得很轻，“去试了几款新的助听器，因为我耳朵听不清了。”对于任何人，听力的退化都是件大事，对比尔就更要紧了。

“听力对我非常重要。我们这些观鸟的，辨认鸟类主要不是靠看，而是靠听。任何一个观鸟人都会告诉你：你先是听见些什么，问一句‘嘿，这声音哪儿来的’，然后开始寻找声源。所以听力绝对是关键。大家也都知道，我的听力不算顶尖，但也相当不错。”

不同鸟类的鸣唱声，频率有很大的差异。比尔说，一开始他的情况是难以听清某几种鸟的高频叫声。“有那么几种关键的鸟类，随着你年纪渐大，你会不由得跟别人说：‘我听不见黑斑蝗莺了，你能听见吗？’我们观鸟人里有一个小团体，都说‘不行，我也听不见’。”

比尔回忆起他意识到自己的听力正在衰退的那一刻：“我家住在国会山附近。一天，我和两个朋友一起上山去看小鸟迁徙，那种小鸟名叫草地鹨，平常的时候，我在一两公里外就能听见它们的叫声。但那一天情况糟到，我已经看见有一对飞了过去，我却问朋友：‘它们在叫吗？’他说：‘在叫。’接着又飞过去一只，我又问：‘这只也在叫吗？’他说：‘也在叫。’这下我明白了。我很害怕。我说：‘哎呀，我再也听不见草地鹨了。’后来我又用几种音调比较高的鸟鸣测试自己，有的是真鸟，有的是录音。结果我发现，频率最高的声音消失了。”

那一刻发生在四五年前，从那以后，比尔就发现自己的听力每况愈下。戴菊、白眉歌鸫，还有别的——“我怎么也听不见它们了”。这影响的不仅是他的观鸟。“我是觉得还好，但我妻子认为事情很严重。她很恼火，因为对我说什么都得重复。这就很伤感情了，对吧？任何一个听力受损的人都明白：总有一天，你的伴侣会疯掉。”他还发现在人群中或餐桌上听人说话越来越难了。“耳边老是嗡嗡嗡的。”他说。大多时候，他不是嫌对方音量太小，而是觉得内容听不清晰。“有时候——说出来她不高兴——我听不明白我妻子在说什么。”

大约两三年前，比尔觉得该去配助听器了。他这第一次解决听力问题的尝试只取得了部分成功。他发现助听器有一点帮助，但没能使他的听力恢复到听清鸟鸣和妻子说话的程度。“那副助听器是我给视野救星做广告他们送的，算是报酬——其实广告还是我给他们写的呢。是很早以前了，比‘你早该去视野救星’更早。那条小广告，拍得真不错——”他有点跑题了，“相当不错的一则短片。没有当广告用，算是宣传吧。我先播放了一段鸟叫，然后又放了我能听见什么、不能听见什么。”然而，对助听器的这首次试用，终止得相当突兀。“一天我在一间剧场里把它们弄丢了，丢得真不是地方，我在几乎所有观众的脚下钻来钻去地找，但怎么也没找着。”我们见面的这个早上，他才去过一次视野救星，想再试一次。他订了一款顶级产品。“我现在还在想怎么那么贵。”他说着轻轻一笑。

我瞟了一眼玻璃房里最显眼的那套架子鼓，各种乐器也摆得到处都是。我问比尔这些乐器都是他的吗，他说大部分是他女儿的藏品，那套鼓倒是他的。“我打鼓很安静的，甚至都不怎么打，算不上多大的噪声。我认识许多音乐人，他们大都有听力问题，那是因为当初总有十几吨的设备对着他们的耳朵轰！”

* * *

如果要定义“声音”，多数人会说那是一种压力波、一种振动，经由空气传入人耳。这么说当然也不错，但是听见声音的过程，完全是另一回事。我们很容易将听觉想象成类似留声机录音的过程：歌手或演讲者对着一只喇叭用力发声，带动唱针在母盘上刻出凹槽，要不就是通过麦克风将振动转化成电信号。但听觉不是这么回事。我们听声时，听见的只是一个结果，这个结果前面的过程则是大脑理解四周的压力波，并为这些分子的震颤赋予意义。听觉是一套早期预警系统，是去觉察就潜伏在我们身体之外或视野之外的东西。听觉也是一种高效的沟通模式，就像教材《听觉神经科学》（*Auditory Neuroscience*）的几位作者所说：“每次和别人说话，你都在做一件只能称为‘心灵感应’的事，因为你其实是在‘把自己的想法发射进别人的脑袋’，所用媒介则是一种‘无形的振动’。”

要理解有声世界，核心就是发声物体的物理属性和位置。物体有机械能传入后就会振动，振动的频率取决于其物理特性，如大小、硬度、形状等。许多人都听到过听力测试时通过耳机向我们播放的纯音：一个人工生成的单音信号，在振幅、频率或谐波方面没有任何偏差，也不会随时间衰减。但在现实世界里，这些偏差和衰减都在向我们传递世界的真实面貌，而纯音仿佛一只独角兽，几乎只存在于想象之中。以最简单的声音发生器、如吉他上的一根弦为例。根据这根弦的粗细、制作材料以及所受张力，它受到拨动后，会按一个特定频率振动，这就是它的"共振频率"。有一个原因使这根弦听起来不会像耳机里的那些纯音：它不单会以自身的共振频率振动，还多少会以这个频率的倍数振动。于是，这根弦振动出的频率就不止一个，而是多个，它们全都是其共振频率的倍数，称为"谐波"。弦上发出的不是单一的纯音，而是多个音的组合。另外，具体在这根弦的什么位置拨动它，也会影响谐波中每个频率的相对振幅，使琴弦发出略有不同的声音。

当然，琴弦只是一种一维物体。二维和三维物体还可能在多个轴上振动，产生多个不同的共振频率和谐波。和埃里克·克莱普顿*拨弄吉他的声音相比，路面上钢质井盖的哐啷声就大不一样（也难听得多）。

总之，一个物体发出的一种或几种频率，可以向我们透露它的大小、形状和构成。但是从声音中，我们可以收集的信息还不止于此。一个物体发出的振动最终会平息下来，衰减至无，

* Eric Clapton（1945— ），英国著名音乐人，吉他演奏家。

这一过程同样取决于它的构成。将一根钢筋和一块木板扔到水泥地上，两者都会发出很大的响声，但是钢筋的当啷声会持续几秒，而木板的啪嗒声只有一瞬。木材的能量消散要快得多，因此声音会很快平息，而钢材还在持续振动。物体的性质对它发出的声音至关重要，我们甚至能分辨出倒进杯子里的水是冷是热：水受热后，黏度降低，倒出时就会生成更多气泡，从而发出音调较高的声响。你可以自己在家试试，闭上眼听一下——但倒水要让别人来倒！

能告诉我们听见了什么的，不仅是声源本身。声音的环境，也会影响我们听觉：同样的声音，在一个四周是坚硬声学表面的空旷房间里，和在一个铺着地毯、挂着窗帘还摆满家具的小房间里，发出的混响是不同的——这也是一种声呐，除了向我们传达声源本身的信息，也透露了被动的周围环境的许多情况。

知道发声的是什么显然很是要紧，但同样要紧的还有知道声音来自哪里。在后一点上，声音或许比图像更有价值，因为图像要提供信息，须得相关物体正好摆在我们面前，且周围并非漆黑一片。知道声源的位置，就知道了天敌在哪儿，又该去哪里寻找食水或潜在配偶，这或许有生死存亡的意义。声音有一些重要特征，有助于我们的判断。声音穿过空气时，较高的频率会因空气摩擦而更快消散，较低的音调则传得更远。站在一条繁忙的机动车道旁，摩托车和汽车引擎发出的高频声音可以听得清清楚楚，但离开一两公里，你或许就只能听见远处低沉的隆隆声了。

可见，听见了“什么”，能告诉我们距离的远近，而在判断声音的来源时，“怎么”听见更加重要。辨别一个声音的确切位置，说到底是靠解剖结构：我们头部的形状和密度，双耳的间距，甚至外耳的形状等。我们有两只耳朵，它们被头分开，相隔一定距离，这个安排的好处是每只耳朵会听见不同的声音。来自左边的声音，到达左耳会比到达右耳快上一点点。这个差别十分微小，最大不过 700 微秒，但人脑相当敏感，足可捕捉到这个时差。另外，这个来自左边的声音，在左耳听起来也会比右耳略响一些，因为右耳被遮在了头的声影之中。两只耳朵听到的响度（声级）差异，还取决于那个声音的波长，以及它与我们外耳那些褶皱和隆起的相互作用，人脑会利用由此进一步产生的重要数据来计算声音的方向。不仅如此，单一只人耳无论怎样看，都没有对称性，这意味着声音的性状会依声波到达我们头部的角度而细微地变化。

说到这里，我们才刚开始明白“听”这个行为与单纯地捕捉声音截然不同，它是高度复杂的行为，有赖于根据时机、音量、音色等方面的细微差异做出精密的计算，其时间分辨率使其他感官相形见绌。不到 700 微秒的先后差别，已经足以告诉我们一个声音的方向，这大约比光线落在视网膜上，进而视觉信号传入人脑的速度快 10 倍。

但在声音转化成意义的整个过程之中，还有两道重大的“物流”障碍需要克服。其中第一道乍看起来并不重大，但其实很不好办，那就是如何将物理振动转化为人类神经系统的语言——电脉冲。这一转化需要克服物理、解剖及计算方面的阻碍。传入人耳的声音，最轻的近乎 0 分贝，最响的有 120 分贝，相当于极为吵闹的摇滚乐。光说分贝值，你可能还看不出问题。换算成能级你就明白了：最响的声音携带的能量比人能够听见的最轻声音高 1 万亿倍——这相当于用同一台秤来称量一只蚂蚁和一颗小行星。我们也要能够听见范围很广的频率。对于人耳，这个范围是 20—20000 赫兹，赫兹就是每秒振动周期数。我们还要能同时听见许多频率。

下一道难题是如何将声音传入身体深处。身体内部当然是充满液体的，而至少对陆地动物而言，声音要在空气中传播。声音从空气传入液体是一件难事，因为振动液体所需的能量要比振动空气大得多。一道在空气中传播的声波能量太弱，不足以在液体中激起同样规模的振动，因此，声音到达空气和液体的交界处时，其中的大部分能量会反弹回来。

就算声音进入了身体，也还要面临如何将声音转化成电信号以供人脑解读的问题。耳朵就是大自然针对这些问题的工程解决方案。将机械能转化为电能的终极翻译器是耳蜗，这个蜗牛壳形状的结构大小约为 9 毫米 ×5 毫米，是连接我们与有声世界的一条细小通道。耳蜗其实就是一根盘管，展开后长约 3.5 厘米，内部充满液体，且从头到尾铺有一层基底膜，这层膜一头硬而窄，一头软而宽。正是耳蜗管及其内部基底膜的结构，赋予了耳蜗相当特殊的物理性质。声音传入耳蜗后会引起基底膜的振动，而这一振动在哪里最为强烈，精确地取决于声音的频率：高频声音，像比尔观察的草地鹨的鸣叫，会在声音刚进入耳蜗的地方最强烈地振动基底膜；而低频的隆隆车流声，则在离耳蜗入口最远的地方振动基底膜。说到底，基底膜就是一部频率分析器，上面不同的振动点对应我们听到的不同频率。

但基底膜本身并不向大脑传递信息。它的振动仍是机械能，而非电能，转化的工作依然有待完成。连着基底膜的有一个脆弱结构，名为“柯蒂氏器”，其内部生长着更加纤弱的毛细胞。这些细胞会像伸出手指那样，伸出长仅 20 微米的纤毛，每当基底膜振动，这些毛细胞就靠纤毛的偏向辨别振动的幅度和频率，并随之产生一道电流，这才是听觉电信号传入脑部的开端。

说到这里，我们就有点明白耳朵的结构是如何解决一些听觉难题的了，具体说就是对振动频率的分析，以及机械能向电能的转化。那么音量又是怎么回事？我们为什么能听见范围如此广阔的声能，小到一枚图钉落地，大到呼啸的飞机引擎？有这么一套机制，它既能在一定程度上保护耳朵不被极高的声能震坏，又能解决另外一个问题，即声音如何从空气传入液体。这套机制就是中耳，它由三块看似大可不必如此复杂的骨头（听小骨）组成，它们一头连接鼓膜，一头连接卵圆窗，后者就是声音通向耳蜗的入口。在听小骨中，马镫形状的镫骨是人体内最小的骨头，直径仅约3毫米，重约6毫克。这三块骨头合在一起构成一个液压系统，克服了声音从空气传入液体的难题，具体做法是将声压从体积较大的鼓膜集中到小得多的卵圆窗上。这三块骨头本身也对我们的听力有所影响。它们虽然很轻，但也有一些惯性，于是无法有效地传递频率极高的声音，由此限制了我们的听力范围。其实，对极高频率敏感的物种，比如蝙蝠，它们的中耳之内长着更小的骨头，为的就是能更好地传递超声能量。不过中耳骨头的大小和高频听力之间也不总是这种相关关系，像海豚这样的水栖哺乳动物就是例外，我们都知道，这些动物会发出高频的咔嗒声以及其他声音，用以实现回声定位和交流。它们当然不必担心将声音从空气传入液体的问题，它们是通过下颌将声音从包围着身体的海水中传入内耳的。

有了这座复杂的气液桥梁，其中有三块骨头而不只是一块，我们就对外来声音的传递有了一定的控制。有一条长6毫米的微小肌肉叫“镫骨肌”，附着在镫骨之上，作用类似汽车悬架上的减震器。它在收缩时会限制镫骨朝向耳蜗的运动，从而为巨响减震，避免内耳的脆弱结构受伤。我们觉察不到这块肌肉的运动，但偶尔能感受到它的失效带来的冲击。有一种常见的神经系统疾病叫“贝尔麻痹”，它会破坏面神经，造成半边脸无力。而面神经中有几条神经纤维维系着镫骨肌，于是面神经受损时，病人就常会觉得声音变得更响，有时震耳欲聋。镫骨肌又并不受意识的控制，其收缩是一种反射，响应的情况一是巨响之时，二是我们说话的时候。但这种反射的速度跟不上撞击声、枪声或其他毫无预兆的巨响。反复接触这些突如其来的声能爆炸会令耳朵难以自保，因而格外容易造成损伤。

除了镫骨肌，耳朵还有一个法子来应对它所接受的大范围音量。基底膜上有一些毛细胞能放大声音。这些毛细胞叫“外毛细胞”，有着非常特殊的性质。它们外层的细胞膜内含有“快蛋白”。快蛋白的作用如同一部亚细胞级的马达，能使细胞上的纤毛运动。受到声音刺激时，快蛋白会加剧纤毛的运动，从而加大纤毛的偏向，并增强外毛细胞的探查能力，不忽略一些极微小的能量，如呼气声或一片树叶的沙沙声。但这种超灵敏的感觉是有代价的。外毛细胞很容易受损，这会造成严重的听力减退。镫骨肌虽能提供一定的保护，但抵不过突发巨响的反复冲击，因此比尔认识的那么多音乐人朋友才会遭受听力损失。

虽然在比尔和我座谈的这间屋里，架子鼓占据了显要位置，但他的听力减退不太可能全然直接出于噪声的破坏。比尔今年78岁，他的这种听力减退，我们许多人年老时都会经历。其实，老年聋（presbyacusis）是一种极普遍的现象，几乎是衰老的一项必然产物。有人估计，80岁以上的人，百分百会出现显著的听力减退。就连50岁以上的人，也有约40%会损失听力。听力减退有着2倍于心血管疾病的发生率，比糖尿病常见5倍，是最常见的衰老问题之一。此种听力减退有许多原因，随着年龄增长，对噪声损伤极为敏感的外毛细胞会越变越少，因此高龄和巨响这对组合，对健康危害很大。遗传、耳病和伤害听力的药物也都是原因。

听力减退是很残酷的。老年聋尤其会造成高频听力的减退，让人越来越难听清别人说话，对比尔来说就是难以听清他喜爱的鸟儿的高频鸣叫。高频听力的减退还会使人特别难以听准辅音，使清晰的语声听来仿佛含糊的咕哝。它对语音听辨力的伤害会造成极坏的后果，患者听人说话越发费劲，与人交流一再受阻，久而久之就会回避社交，加重孤独。这个过程的成因不单是耳蜗中的毛细胞受到了破坏。随着年龄增长，听觉系统的所有部分都会退化。耳蜗结构本身，将电信号从耳朵传入脑内的神经纤维，都会显出衰老的迹象。就连几个负责感知声音和语言的脑区，也会在结构和功能两方面都出现变化。人脑原本能够在一片声音中将注意集中在我们想听的元素上，屏蔽我们不想听的方面，在嘈杂的房间里倾听一场对话，不仅有赖于耳朵，也有赖于大脑；而随着年龄增长，这种能力也会退化。

听觉皮层的这些变化，到底是因为耳朵的输入减少了，还是衰老过程同时削弱了耳朵和脑子，个中原因还有待澄清。不过近年来有一件事倒弄清楚了：与年龄有关的听力减退还关涉着更加广泛的脑部变化，这些变化表现为认知损害，受影响的也未必只有听觉皮层。有几项大型研究指出，老年聋与痴呆相关，听力减退越严重，认知衰退的风险就越高。这不是说听力减退会引起阿尔茨海默病，或者听力差劲的人会患痴呆。完全有可能是痴呆和听力减退都出于同一个底层成因，或者像另一个假说认为的那样，用有缺陷的耳朵努力倾听，会抢占大脑用于其他认知活动的资源。还有一种理论正在引起科学界的关注，它认为感觉剥夺不单会引起认知资源的重新分配，也会造成社会化程度降低、沟通减少，并引发抑郁，而这一切都会助长认知衰退。上文讲到的那种奇妙的心灵感应，即借助于某种“无形的振动”“把自己的想法发射进别人的脑袋”，正是我们与伴侣、家人、同事及社会相联结的关键。而联结他人又是人之为人的根本。听觉是表达和接收我们内心的思想、感情、欲念和观点的能力，一旦听力丧失，我们就会随之丧失定位、丧失联结，最终还可能丧失自我。

* * *

1996 年秋。当我迈着大步，和我的主任医师一起走在伦敦西北部石桥区（Stonebridge Estate）的步道上时，我开始懊悔自己的着装选择了。我当时穿戴的是医学院男生的标准服饰：衬衫、领带和斜纹布裤，这身行头是医学生的铠甲——我们无时不在为了赢得一点庄重的气度而披甲战斗，汲汲于在病房里装出一点专业的表象。作为医学生，穿正装外套或休闲西装太过头也太僭越，那是即将成为主任医师的低年资医生才有资格穿的。但是眼下，在这些 20 世纪 60 年代建起的破败高楼群中，在这片以可卡因、帮派暴力和枪击闻名的居住区里，我意识到自己穿错了衣服——特别是我打的这条领带。领带是我收到的礼物，上面的图案是一架子皮面精装书，我之前认为这副打扮能透出博学的气质，现在却感到我随时会变成被害人。我身边的精神科“老板”则是另一副打扮：黑色西装藏在皱巴巴的风衣下面，没打领带——后来我才知道，那是因为他以前被两个病人用领带勒过脖子。当我们走进一部钢铁棺材似的狭窄电梯，闻着隐隐的尿骚味时，我感到松了口气：我们不像刚才那样暴露了。升上几层楼后，我们出了电梯，踏进一条开放的走廊。沿走廊排开的公寓全都一模一样——不同的只有大门的颜色和它透出的绝望程度。我的老板在一扇漆皮剥落的门上敲了敲，等了不知多久，我听见里面传来抽链子、开门锁的声音。

这是我到精神科轮转的第一周，最初的几天还始终关在阶梯教室里。我们学习了精神病诊断的各个方面：如何询问病史，如何评估自杀风险，精神病和神经症各有什么特征。但在今天之前,我还没见过一个病人。我的主任医师是一位社区精神科医生，今天带上我是来给他的一个病人做家访，病人是 40 多岁的女性，患有慢性精神分裂症。门打开了，里面显出一条昏暗的过道——还有一张人脸。女子向外打量，看见了她的医生，对我几乎不瞟一眼，然后就转身进去，任门开着。我立刻看出了治疗对她的影响：她的步伐十分迟缓，胳膊也不怎么摆动，每个动作的幅度都很小，节奏慢得像只蜗牛。当我们终于坐进她的起居室，闻着隐隐的霉味和浓烈的香烟味时，我又发现她很少眨眼，偶尔眨一下也懒洋洋的，脸上也少有表情。她连说话都很慢，当她故意无视我而只向管她的主任医师打招呼时，就像一张 45 转的唱片在以 33 转的速度播放。这一切都是多年来抗精神病治疗的标志，治疗产生了如同帕金森病一般的副作用。

她坐在一张破旧的扶手椅上，两只扶手已被经年的污垢染成黑色，艰辛而混乱的生活如碎石一般堆在她的周围。她身边的地板上放着一只塞满的烟缸，烟缸四周的地毯上布满焦痕，都是错放的烟蒂烧出来的。我的主任医师坐在她正对面的一张小沙发里。我再次羡慕起了他的旧风衣，能替他的西装挡住五颜六色的不明污渍，这些污渍装点着家具，把它们涂成了一幅杰克逊 · 波洛克的抽象画。我在沙发的另一头轻轻坐下，小心地不与坐垫过多接触，也尽力避开那女人的目光。我就这么安静地坐着，只在老板介绍我时稍微点了点头。

问诊开始，主任医师轻柔地询问那女人感觉怎样。他每次发问，女子都略有延迟，然后简短而缓慢地回答。她的声音安静而犹豫，我要费尽力气才能听清。我慢慢意识到，这和我之前参与的其他接诊并无太大不同，于是放松了一些。两人的轻柔对话将我催了眠，我的思绪开始飘散，眼神也在公寓中游移起来——但那女人突然夸张地尖叫一声，将我的注意蓦地拉了回来。接着她又喊道 ：“医学生，别这样！”我感到心脏急跳，两颊发烫，但我望向主任医师时，却发现他镇定自若，好像那女人根本没说什么不合适的话似的。他们的对谈依旧继续，安

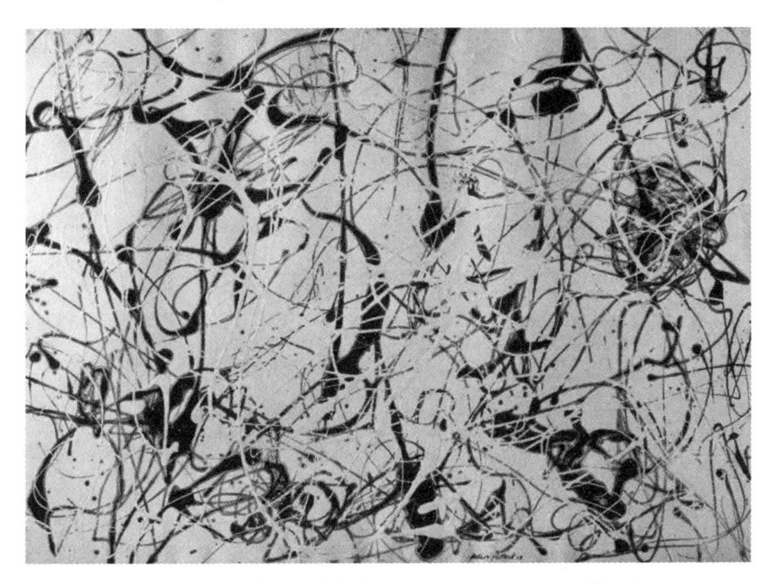

图 6　杰克逊 · 波洛克（Jackson Pollock）画作

安静静，没有一点曾被女人的一声暴喝打断过的样子。但是没过多久，她再次喊道："别别别，医学生，别这样！"时间一分一秒地过去，她吼叫的频率也越来越高，不断说着"别这么说，医学生！""不，我不听你的，医学生！""你为什么要这么说，医学生！"之类。我静静坐着，默默观察，她则说她听见我在怂恿她自残、上吊、用刀捅自己。不消说，这次家访没再继续多久。至今，我仿佛仍能听见她那副委屈控诉的语调——"别这样，医学生！"

那天以后，那条有书架图案的领带就被我打入冷宫，而我对精神病学的痴迷（夹杂着恐惧）却走上了前台，我迷上了人类心灵的本质、人类经验的广度，还有各种精神疾病的恐怖，以及清醒与“疯狂”之间的精微界线。或许是我的思想还不够成熟：在精神科实习期间，我始终摆脱不了正常心灵和精神疾病之间并无明确界限的感觉，这想法令我深感不安。

那次事件（“别这样，医学生！”）是我第一次和幻听打交道——那女人听见了我的声音在叫她自杀。当然，人人都熟悉“想象中的声音”这一概念——听见有人说话的幻觉正是精神疾病的一种表现，和前面讲过的精神病人幻视一样。在手机和耳机问世之前，一个人走在街上大声和自己对话，就是精神病的一项标志。但幻听又不总是精神疾病的表现。实际上，几乎人人都会幻听，虽然情形没那么夸张。我们每晚都会幻听：在梦中听见说话或音乐。更明显的是，在夜店或音乐现场逗留上几个小时，我们的耳朵就会鸣响；耳朵感染时也会听到嗡嗡声。后两种情况都符合幻觉的定义：感知到了不存在的东西。更具体地说，它们都是“耳鸣”（tinnitus），这个术语来自拉丁语动词tinnire（鸣响），意思是在外界没有真实的声响时，却感知到了叮叮声、嗡嗡声或咝咝声，是一种幻听。即使不算上狂欢的夜晚引发的短暂现象，耳鸣也是相当普遍的。据估计，有10%—15%的成年人会耳鸣，年龄越大就越常见。这种随年龄增长的趋势并不奇怪，因为衰老和听力减退本来就有很强的相关性；但听力减退又并非耳鸣的先决条件。有些人耳鸣严重，却可能听力正常，也有许多人听力严重减退，却没有经历过耳鸣。其他与耳鸣相关的因素还包括长期的噪声或药物伤害，以及各种可能影响神经功能的疾病。

可是，为什么听觉器官受损，无论是中耳、耳蜗还是前庭蜗神经（即将电脉冲由耳朵传向脑干的神经）受损，在听力减退之外，还会造成听力的增强呢？我们已经了解，有一种机制能将很小的声响放大，那就是耳蜗中的外毛细胞和它们的分子马达。但它们并不是听觉系统放大声音的唯一机制。脑内似乎还有一些机制，它们会在外界声音很小或完全寂静时活跃起来，增加听觉皮层中听觉细胞的敏感性，使它们竟能感知到并不存在的声音。研究者认为，听觉皮层敏感性的这种增加，就是耳鸣背后的原因。而长期耳鸣的真正基础，可能是大脑重接了几个听觉中心的线路，这就是神经所谓的“可塑性”。因此，虽然耳鸣的最初原因可能是内耳或神经的损伤，但耳鸣本身却是脑的产物；即使你切断了耳鸣者的前庭蜗神经，使他的耳朵里没有任何信号输入，耳鸣也仍会继续。这显然和尼娜的情况相似：她在失去视力之后，却仍能幻视到颜色和形状。人脑渴望听见，一如它渴望看见，而一旦失去了声音或图像的输入，它就会创造出自己的图像或声音世界。

* * *

和尼娜的视觉问题类似，比尔 · 欧迪在损失了听力之后也有了一些所得，但他得到的代偿不是耳鸣，他的情况还要更罕见些：他在大约两三年前突然出现了幻听。“我当时正在屋里，跟我们现在一样，”他说，“我突然觉得：‘隔壁有人在放音乐，放得还很响。’听上去像是在放唱片或者广播。于是我走到墙边，想仔细听听放的到底是什么。但我接着又觉得：‘怪了，走到这里 [音乐] 又变了。’我走到房子的各个角落，又听到了类似的音乐。”接下来几周，比尔不断走去家里的不同房间、不同角落，想找出音乐到底是从哪儿来的。“我一遍遍问我妻子：‘是你在凌晨 4 点放广播吗？’她说：‘我当然没有。’”比尔轻笑了一声，“我老是问她：‘你昨晚听见有人放广播了吗？’我看她都烦死了。”我问比尔，他是否很快就意识到那是幻听，他告诉我，起初他并不愿意承认这一点。

然而这只是比尔生活中背景音乐的开始。从那以后，他就得到了一份配乐，几乎会跟他到任何地方。配乐在他安静或独处的时候特别明显，但其他时候也常在背景中萦绕。我问他那是什么音乐，比尔说是相当特别的一种声音，有点像英式铜管乐队的调调，几乎总有一支主奏小号在吹高音——“不巧，是我很讨厌的一种声音”。然而，虽然他说音乐一直出现，音色也很连贯，但他听不出有什么风格，他认为自己对这种音乐的感知一直在随时间变化。有时他不禁怀疑自己是否真能听出一段清晰的曲调。

过去这一两年，他很少幻听到纯粹的器乐：“每次几乎总有人唱歌，总是一个男声，要么就是一个小型男声合唱团，很偶尔会是一个女声。最近我还听到另一个声音，像个广播员，那音质就像有人在放一只收音机，还是老式的那种。”随着时间推移，他也开始辨得出其中的曲目了——“都是欢快的那种，是第一次世界大战之后那些好听的乡间歌曲”。说话间，比尔突然唱了起来，用他那独特的嗓音唱了几句《好女孩全都爱水手》，我又感觉自己是在收听广播 4 台的喜剧栏目了。他接着说了一连串歌名，宛如点唱机里的歌单——“只是我没法点歌！”他唱了几段《黛西啊黛西》《布雷登竞跑》《她绕山道而来》《统驭吧，不列颠女神》和英国国歌。*“我希望能听出点更现代的、更时兴的东西。但结果总令我失望。我真是无法理解：为什么非得是那个时代的音乐呢？”他倒是想在脑内搞个流行歌曲大翻唱†——“本来你是会斥责这种事的”——想选的是爵士、爵士摇滚或美国风音乐。

我问比尔，这种音乐幻听有没有越来越严重，或者说有没有妨碍他做事。“倒没觉得比以前严重，”他说，“但我应该是越来越烦它们了。有时在办公室里，它们也会响个不停。有一两次，我直接当众喊了‘闭嘴！’。”他哈哈大笑，“但大致上，这并没

---

* 本段提到的歌曲名，原文依次为：“All the Nice Girls Love a Sailor”“Only, I can't choose them!”“Daisy, Daisy”“Blaydon Races”“She'll Be Coming Round the Mountain”“Rule Britannia”。

† 原文为 internal Alexa，推测所指为 Alexa Goddard，英国当红翻唱博主。

有影响我的生活，真的。”我又问他音乐有没有彻底消失的时候。“哦，现在就消失了。半小时前你没来的时候还在响。它们好像知道你要来。”他扑哧一笑，“‘小伙子们，茶歇结束啦！’对这件事我还是有点幽默感的。可它们要是把我逼疯了，我怕就幽默不起来了。”

问出下一个问题时我有些犹豫。这些年，比尔一直在公开谈论他在生活中与抑郁和双相障碍所做的斗争，于是我问他，幻听刚出现时，他是不是觉得自己会变精神病。“没有，”他轻笑道，“我已经是精神病啦！那时我已经发作过一两次真正的双相障碍。但幻听不一样。我当时也没有特别抑郁，只是纳闷：‘这声音到底是从哪儿冒出来的？’真的是毫无预兆。”

当他意识到那些音乐都是幻听之后，他就到网上买了几本书看。“像这本，一个美国人写的……”我告诉他，这本《幻觉》的作者小时候生活在北伦敦，后来才搬去美国。这位奥利弗·萨克斯（Oliver Sacks）成长的地方，就是基尔本（Kilburn）的梅普斯伯里（Mapesbury）街，离我们这儿只有两三公里远。小时候，萨克斯常跟父亲在汉普斯特德的那些水塘游泳，它们离比尔家只一箭之遥。“对，就是他！看他的书，我印象最深的是，幻听似乎没有一致的模式。有些人听到的是合唱，有些人听到其他类型的音乐，还有人只听见了恐怖的噪声，等等。”

比尔耳畔的配乐是一种幻觉，但又和精神疾病引起的幻觉，比如我念医学院时家访的那位坐在扶手椅上高喊“医学生，别这样！”的病人的幻听，有本质的不同。对于比尔，幻听虽然显得很真实，就像隔壁在放音乐，但他知道它们只是幻觉。他仍能牢牢地把握现实。那些歌声和号声更像是耳鸣。他在没有外界刺激的情况下产生了声音知觉，但他听见的不是叮叮声、嗡嗡声或呼呼声，而是更复杂、更细致、更有旋律性的声音。许多人认为这是一种罕见的幻听，但这样想或许低估了它：最近有人对听力门诊部的病人做了一项研究，结果有超过5%的病人自称听到过音乐。也许人们一般不太愿意报告此类症状，生怕被当成“疯子”。比尔的音乐体验其实相当典型，病人们往往会描述自己听见了大乐队音乐、教堂合唱、小号或军号，偶尔还有电梯音乐或乡村乐。不过随着时间推移，许多病人也会说那些音乐渐渐变得碎片化，旋律越来越短。另外，虽然音乐幻听常见于有精神性、神经性疾病的患者，如患有痴呆、癫痫、脑瘤或脑部感染的人，但它也会在完全健康的人身上出现。最常见的原因是听力损伤，不过就连这个也不是绝对的。

不出所料，对于神经性疾病的患者，许多幻听都可以追溯到脑内听觉中心的损坏。其实，有几个特定的脑区就是用来编码音乐的。怀尔德·潘菲尔德（Wilder Penfield）是一名美国/加拿大神经外科医生，他会在为病人切除某些脑实质之前，用电流刺激清醒病人的脑，以此弄清他打算切除的区域是否有任何重要功能。通过刺激左侧或右侧上颞叶，潘菲尔德诱导11名病人出现了音乐幻听，他们听到了几首圣诞颂歌、几段电台节目主题曲、一首钢琴曲和一首管弦乐。

这又和尼娜以及她的邦纳综合征（眼疾引发的幻视）有明显的相似。耳鸣相当于尼娜幻视到的简单形状和色彩，而比尔听见的一战后的欢快曲调则对应着更复杂的视觉现象，犹如尼娜看见的僵尸脸，或邦纳本人描述的经典小人形象。无论简单还是复杂的幻听，其性质都取决于特定的听觉脑区，这些区域变得比平常更活跃，通常是为应对耳朵本身发生的变化。

和视觉一样，在听觉领域也有一个统一理论，用来解释耳鸣、音乐幻听以及与精神病相关的幻听（“医学生，别这样！”）等现象可能是如何产生的。这一脑模型打通了神经病学和精神病学，由此为精神疾病提供了一种可信的生理性解释。这个理论我们前面也提过：说到底，人脑是一部预测机器，它不单从环境中获得输入，也向替它收集信息的器官进行输出。人脑没有能力每天都时时刻刻地从零开始重构环境。相反，我们会根据对世界的了解建立一个内在模型，再按这个模型对我们感知到的情况提出最可信的预测性解释。只要原始感觉信息（从外向内）和我们对世界的预期（从内向外）这双向的信息流达成平衡，我们的感官就能完美运作。当然，偶尔也会有意料之外的事发生，我们的预测、期待会出错，我们也会从这些时刻中吸取教训。然而，一旦整套系统失衡，或者是信息输入太过有限，比如听力已然减退，或者是大脑输出的预测性世界模型过于强势，比如罹患精神病，这些时候，人就会出现幻觉或妄想。要是你的脑对自身的预测过于确信，竟至罔顾输入的感觉信息，它就可能产生错误的信念，或体验到错误的知觉。于是，那些本来意在让我们更好地理解世界的机制，最终非但没有澄清我们对现实的感知，反而扰乱了它。

实际上，这个解释人类知觉及人脑本身如何运作的理论，已经产生了一些惊喜结果。长久以来，一些药物因其改变精神的功效得到了应用或滥用，包括氯胺酮、赛洛西宾（致幻蘑菇的活性成分）和LSD。这些药物造成的知觉变化，即所谓“飞”(trip)，其实也能用预测的改变来理解。试想某个“飞”着的人正凝视一盆盆栽，在他眼里，绿色的蕨类慢慢变形，先是变成一条条蠕动的蛇，再化作几道绿色河川，最后又变回盆栽。在我看来，这些药物有此效果，原因是它们拆除了我们预测日常生活的条条框框，使我们能自由地构想其他可能、其他对感觉材料的解释。这些药物所做的，实质就是改变了输入和预测之间的平衡，它们在脑内推动化学变化，从而清空内心，使人能以更能通融的方式感知世界。而根据这一心灵模型，我们或许可以利用这类药物来治疗精神疾病。这些药物让我们有机会以别种方式感知情境。例如，你的焦虑可能来源于你始终僵化地预测明天、下周或明年会发生什么，你的抑郁也可能是因为你对自身的预测过于死板。放任自己构想别的预测、别的现实，你或许就有改善的机会。实际上，正有越来越多的证据支持将这类药物用于抗抑郁治疗，一种氯胺酮鼻喷剂已经上市，专门对付难治性抑郁。

这里，我们再次认识到，和其他感觉一样，事关听觉时，现实本身和对现实的知觉是差别很大的两件事。声音这种穿过空气的机械能是可以触碰、可以测量的真实事物，但它和我们实际听到的内容之间，关系要复杂得多。我们已经知道，这层关系取决于我们的耳朵和脑，损伤或疾病都可能将其根本性地改变。就连正常的衰老都会使它变调。而比起声音本身，我们对世界的期待、对自己应当听到什么的预测，偶尔会是决定我们会听到什么的更强因素。比尔·欧迪的音乐幻觉是这样，我们可能听见的耳鸣是这样，甚至我们在等快递或重要电话时确信自己听见了门铃或电话铃声也是这样。如果你觉得这些听上去不太可信、违背你的观点，那你一定要去网上看看一个免费的简单视频，搜索"麦格克效应"（McGurk effect）就能找到。视频里有一个人一遍遍地说着"巴、巴、巴"。到某个时候，他开始改口说"发、发、发"，口型也同时变化，符合新的辅音。但只要闭上眼睛，你立刻会意识到，那声音依旧是"巴、巴、巴"。再睁眼看那人的口型，你就又听见"发、发、发"了。从头到尾，从你的电脑喇叭里传出的声音没有任何变化，变的只是画面。是我们对听觉的预期，在视觉图像的暗示下，直接影响了我们实际听到的内容。

这个视频我无论看多少次，都会略感震惊，震惊于我自己的感觉竟这么容易受到暗示，这么有缺陷、不可靠（并且随着年岁增长，它们还可能越来越不可靠)。亲耳听到什么，通常就会相信那是现实，但也许我们对自身体验都有一种错误的迷信。

* * *

后记：我后来又联系比尔，要他确认本章内容是否无误。他发回的电邮，抬头就是他的惯常风格："耳总*——哦一个意外但又很合适的错字——明的盖伊："。他先是向我诉说了一些自己在2020年疫情期间经历的不愉快，接着又写道：

> 最后还应该再说两句。呃……那个男声合唱还是很响，歌词更不清楚，旋律也更陌生了，但整体的风格还是一以贯之。除了人声，我还能听"重复段"(riff)，听着像卡祖笛吹出来的，也可能是新浦合成器，就是罗尔夫·哈里斯率先使用的那种。†放在几年前，我绝对不会听到这些！我真是既惊又怒：我听到的，一，点，都，不像我以前听的、喜欢的那些音乐。曲目到底是谁选的？还是什么东西选的？！我需要一个新的颅内DJ。拜托，

---

* 原文为D ear（将Dear"亲爱的"拼写为"D耳朵"）。

† 新浦（Stylophone）合成器，一种复古便携模拟合成器。
罗尔夫·哈里斯（Rolf Harris，1930— ），生于澳大利亚，主要活跃在英国的多面手演艺圈人士，写歌、制作卡通甚至发明乐器。因被指控犯有12起性侵（涉及4名童女），终于2014年获罪入狱，并被褫夺包括大英帝国成员勋章（MBE）在内的各种荣誉，2017年获释。

别再给我放什么《希望与荣耀的土地》(“Land of Hope and Glory”)了。

这个能治吗?

第五章

盲视国度

有一件事我好像之前从未想过：人类之所以优越，主要不是因为有大脑，虽然大多数书籍都对我们这么宣扬。人类优越，是因为大脑能够利用频段狭窄的可见光传递给它的信息。人类的文明，人类一切过去或将来的成就，都取决于这种感知从红色到紫色的光波振动的能力。没有了这个，人就会迷失。

——约翰·温德姆《三尖树时代》

（John Wyndham, *The Day of the Triffids*）

一名医生在行医生涯中总会遇上那么几个病人，他们总会从医院门口川流不息的一众病人（及其病情）当中"脱颖而出"。我也很想告诉你，当这类病人面临误诊的血盆大口时，总有一位英勇的神经内科大夫能险中取胜，救下他们——这位主角通常戴副眼镜，有些书呆子气，他阔步走进病房，手持受人信任的叩诊锤，只要朝病床上丧气衰微的病人瞥上一眼，就能立刻凭借惊人的逻辑、智识和专业，将某种罕见病诊断得明明白白，接着便是一轮迅速治疗，病人即刻康复——之前还在缠绵病榻，不多时就大步走出病房，简直像被耶稣复活的死人。

可惜，这类故事极少发生。而无数的别人驻留我心，却是因为别的原因——那是灾难、死亡或恐怖场景。比如一名日本少女，在伦敦旅游时因急性腹痛进了医院，那正好是我第一次值夜班，我眼看着她的肚子疾速膨胀，因为某种罕见肿瘤在往她腹腔内流血。还有一名 60 多岁的男子，我当时是负责总值班的主治医师，半夜被叫去给他诊疗。他因胸痛入院，病根应该在心脏。他呕出一升升鲜红的血液，需要大量输入补液、血浆和红细胞。于是我站在他的床边，一面把一袋袋的血挤进他的静脉，为的是提升输血速度，一面还要闪避他口中喷出的猩红色呕吐物。还有一名年轻女性因心脏停搏被送来急诊，她前一刻还在和给她染发的美发师闲聊，转眼就因染发剂陷入过敏性休克——那可是一种剧烈的过敏反应。她在抢救推车上就去世了，染发剂将她头下的白色床单染成殷红，就像一摊鲜血。

有时病人驻留心底，是因为你在他们身上看到了自己：或是年龄相仿，或是兴趣相近，或是因为在外面的世界里你们很可能成为朋友。偶尔也有病人因为别的事情使你难忘，比如我遇到过一名突然失明又双腿瘫痪的女子，我当时奉命给她做腰穿——我职业生涯中的第一次腰穿。15 年后她又入院，已是主任医师的我和她在病房再次相见。她的面容几无大改，而我们的头发却都已略显斑白。翻看她的病历，我发现了自己在十多年前记录那次穿刺的潦草笔迹，也想起了第一次腰穿成功后我的振奋心情。我对她说起此事，她也说记得我的声音。

还有些病人令我难忘，是因为我为他们诊治了很长时间，目睹了他们无可挽回地衰弱下去，也亲见了现代医学在脑瘤、运动神经元疾病和可怕的遗传病面前是多么无能，就比如第一章的拉赫儿。又比如丹尼斯，他属于我做低年资医生时诊治的第一批病人。丹尼斯因为尿潴留被送进我们的泌尿科病房，而那时我才当医生三天。丹尼斯来路成谜，我们只知道他是痴呆晚期。他早年间做过商船水手，那一副灰白而浓密的水手式大胡子被护士们修剪得整整齐齐，再加上几处船锚文身，整个人透着一股"鸟眼船长"*的气息。22 年过后，我仍能在脑海中见到丹尼斯的面孔，清晰得宛如昨日。他始终活在当下，对时间的流逝几无记忆。每天早晨我去查房，他总会咧开没有牙齿的嘴对我狂笑，然后竭尽肺腑之能大喊一声："早上好！"他总是没来由地欢喜，表情和举止都很温和。他的尿潴留早治好了，我的老板们都急于把他送出手术病房，好让其他病人能进来手术。萨缪尔·谢姆写过一部黑暗而滑稽的讽刺小说《上帝之家》，我们这些做医生的几乎都熟读过，用他书里的话说，丹尼斯是

---

* Captain Birdseye，同名品牌冷冻食品的广告人物形象。——译注

个名副其实的“歌篾”(GOMER，“Get Out of My Emergency Room”的缩写，意为“滚出我的急诊室”)，而《上帝之家》里的第一准则是，“歌篾不死”。* 丹尼斯除了尿路症状和痴呆，可说是身强体健，他只是没地方去，而我的使命就是为他找一个归宿。整整三个月，我们都陷在官僚手续的炼狱之中，我们一次次为他找好护理院，又一次次被对方通知本已敲定的床位不合适或者没有了。而同时，我每天还要迎接那一声“早上好！”的断喝，就像电影《土拨鼠之日》似的，永远停在了同一天。

饶是丹尼斯对时间的流逝稀里糊涂，一成不变的医疗环境毕竟产生了危害，他开始闪现出沮丧情绪，早晨打招呼时也隐隐有了些怒意。我在岗的最后一周里，我们终于听到了他将要出院的消息。一家合适的护理院空出了一个床位，重要的是经费也有了着落。丹尼斯在泌尿科病房的徒刑要结束了，下周二就是释放的日子。我们都兴高采烈。我的使命——让丹尼斯先于我离开泌尿科——已经胜利在望。就连丹尼斯本人也略有振奋，或许他也感应到了周围的轻松气氛。于是，我在周五晚上走出医院时，心里怀着下周二完成泌尿科的轮转、并将丹尼斯送去护理院的期待，脚下的步伐也就分外轻快。周一清晨，我回到医院开始查房时，满以为会听见倒数第二声“早上好！”，

* 《上帝之家》(*The House of God*, by Samuel Shem) 出版于1978年，揭露实习医学生所受的心理及人格伤害，影射有犹太背景的贝丝以色列医院。在圣经中，“歌篾”是挪亚之孙的名字。

但是到了丹尼斯的病房后，却发现他的病床空了，床单揭走了，所有个人物品都不见了。我的第一个念头是双方沟通有误，他在商定的日期之前就去了护理院，真是罕见的高效率。但我很快得知，丹尼斯去了另一处归宿。他在周末突发心脏停搏，去世了。他在生命的最后三个月里做了环境的囚徒，在终点线触手可及时倒在了最后一步。他打破了《上帝之家》的第一准则。

还有两类病人也是特别的。第一类是我原本可以治好却没有做到的，我常常追问自己，如果当初换一种办法，结果是否会不同。在我自己的专业，即癫痫和睡眠障碍范围内，也有病人被发现死于家中，他们因癫痫发作而猝死，具体细节有的不清楚，有的则大体明确：在浴缸里发作并溺亡。也有病人因为睡眠障碍，不堪被自己的心灵折磨而自杀。偶尔还有几个脑瘤病人，他们的肿瘤本来很小，也一直受到监控，但忽然之间，这些肿瘤就意外地变成了某种高恶性、高侵袭性的东西。这些病例我在本书中不想多提，我只能说，我曾经的那些决策，比如是否启用某种药物、是立刻给病人扫描还是再等三个月，等等，它们在病人去世后的数月甚至几年之间，都还会在后半夜来纠缠我，那些名字和面孔已经深深烙进了我的记忆。

而第二类病人受到的伤害，更是来自医务人员自己——不是通过他们的行为，而是因为言语。这种情况我称之为“医源性沟通不良”，即医生说的话伤害了病人。如今的医学院将大量精力花在沟通技巧方面，学生要学会在提取和传递信息时，做到高效、善意、明晰，但过去并非如此。即使在我念医学院的时候，虽然年代不算久远，但我们都还对这种理念不以为然，个个忙不迭地要直奔主题：血怎么样，要手术吗，要动用什么高档的药物、昂贵的检查？但是现在我明白了：你可以做一个学术优异的医生，熟读论文，能引述最新研究成果，知道某项血检阳性的每一种原因，或是操刀技术一流，但这些都还不足以使你成为一个好医生。要是不能从普通人的角度与病人交谈，不能共情病人、理解病人、与病人同悲，无法在任何层面、哪怕是最肤浅的层面与病人建立联结，那你就不可能做好医生。医生的一项重要工作是传达风险、不确定性和专业判断，同时还须明白，坐在我们面前的不仅是一名患者、一个病例，要知道，在诊室的四壁之外，他还是一个家长、一位配偶、一名同事，他的肩上担着相互冲突的责任，内心有彼此拉扯的想法，而这一切都影响着他的健康，以及他为健康所做的决定。去掉共情和沟通，我们就与机器人无异。然而这些年里，我却见过一些沟通时不过脑子的糟糕例子，某些医生用言语造成的伤害，丝毫不逊于外行人操弄手术刀或下处方时开错了药。比如有那么一位外科主任医生，查房时噌地一把掀开病人的被单，露出一条缺血的腿，粗鲁地说了一句“这腿得切了！”，然后大步走向下一张病床。还有老年护理病房的一个主治医生，此人的共情沟通能力实在一塌糊涂，以至于我们这些低年资医生每每在查房之后还要再去每张病床前打招呼，力图弥补一些他造成的破坏。我印象颇深的有一位可怜的老太太，因胸痛被医院收治。她很沮丧，不仅是因为自己的窘况，还因为在大约六个月前，她的丈夫就死于这同一间病房，所以她急不可耐地想从这里出去。但是听着老太太的垂泪诉说，我们的这位“屠夫”（他不仅缺少共情和善意，临床技术也差，因此有了这个绰号）只是点了点头，微笑着说了句想要安慰人的蠢话：“没事！医院嘛就是会死人的。”说罢旋即转身离开，心里还在得意自己让病人好受了些呢。当我跟着他走向下一床时，我的耳边响起了越发悲哀的哭号。直到今天，我仍不知这人怎么会觉得自己那种应答是在帮助病人，不过我也要替他辩白一句：与病人的劣质交流显然是因为他的愚笨，而非恶意。

有一段时间，作为神经内科主治医生，我每到周五下午就坐上地铁，从圣托马斯医院出发去摩菲眼科医院——那里有大量的青光眼、白内障和视网膜疾病的患者，在他们中间，总有几个会令眼科医生束手无策，这要么是因为他们的视力问题出在眼睛之外，要么是因为眼科主要（但不尽然）是一门外科专业，而这些病人的情况无法用手术来解决。因此，我当时的老板——神经内科医生，但专长于视力问题——就往来于伦敦的各家医院，为这些疑难患者提供评估、诊断和管理服务。周五下午在摩菲医院的活动既是工作也是培训，诊室设在一个大房间里，有各类器械和多张桌子，病人从院内其他科室转来，由一众神经内科和眼科的规培医生接诊。我的主任医生负责巡诊，我们会向他汇报病人的情况和自己的结论，等待他点头或是摇头。这里也不乏一点表演的意味：他是世界知名专家，同行们从各地赶来参观他的门诊。每接待一个病人，他都要在一众医生和患者面前侃侃而谈，他的脑袋仿佛一部装满了临床信息的百科全书。他会提醒我们注意某个微小的临床细节，或是讲起他 20 年前的某项启迪了眼下病例诊治的研究，真是一部行走的教科书。我们接诊的病人大多患有视觉性偏头痛、中风或别的影响通向眼睛的肌肉或神经的疾病，但其他罕见病也颇有一些。

在当时的一次门诊中，我被喊去接诊一位 60 岁出头的先生，他的妻子陪同在侧。我和他在一间私密性奇差的超大间公共诊室的一角坐下，他告诉我，近两三年他的视力一直在变差。他发现阅读越来越难，还感到有别的不对劲，但具体是什么又说不上来。过去两年，他一直往来于商业街的眼镜店和眼科医生之间。检查结果都好，只是角膜有些异常。他虽然接受了几次眼部手术，但视力始终不见好转，相反还变差了，因此才被转到了我们的门诊。我给他做检查，发现他的近视力和远视力都完全正常，眼球也没问题。但是当我要他阅读几段文字时，他却发现自己绝难做到。我怀疑问题出在他的脑子而不是眼睛，于是抽出了一本小绿书，那是我们用来测试认知能力的一件工具。书中是一些用来测试面部识别力的图片，以及各种表现视觉意义的动物和工具线描画，比如几个男孩在海滩上堆沙堡玩的图片。随着测试的进行，事情明朗了起来：这位先生虽然眼睛很正常，但他的视皮层，也就是大脑负责从视觉输入中抽取意义的部分，却根本没在正常运作。他看不出破碎的字母，也难以认出简单的视觉图像，比如一只茶壶、一只鞋子或一把挂锁。结合他所诉症状的时间进展、之前接受的头部 CT 扫描以及他这些认知障碍的情况，我相当确定这是阿尔茨海默病的一种罕见形式——这一诊断后来得到了证实。我问他觉得自己得了什么病，但是看得出来，无论他还是他妻子，对此都毫无头绪——他们都认为是一种还没被诊断出来的眼疾。

接着就该向老板报告我的发现了。我开始陈述，其他的眼科医生都围拢了过来。我用眼角的余光看到病人和他妻子也在认真倾听，一个字都不愿漏掉。我向来对临床工作的这个部分感到紧张，因为在病人面前讨论病情，有时会起到严重的负面作用。到快要宣布结论时我停住了，我害怕说出结论，知道这名男子和他妻子对我的诊断没有心理准备。停顿几秒之后，老板问我认为这是什么病，我答道："我认为病人有 β 淀粉样蛋白沉积。"我用了一个极专业的措辞，它指的正是阿尔茨海默病，又避免了在这样一个公开场合残忍地向这对可怜的夫妇宣布诊断结果。又是片刻停顿后，边上的一位眼科医生脱口而出："什么？你认为他得了阿尔茨海默病？"那名男子和他妻子听罢，脸上恐惧又沮丧的表情，我始终无法释怀，那一刻的残酷刻得太深了。每次想到那可怕的瞬间，一阵反胃便油然而生。

这个例子清楚地表明了我们医生可以造成的破坏，在疾病原本的伤害之外，我们还能增加一重侮辱。它还说明了另一件事：就像尼娜的幻视或其他视觉现象一样，视觉的丧失或退化也可能是眼睛以外的问题造成的。所有眼科医生都会承认（虽然偶尔也会漏诊），眼病不是视力减退的唯一原因，而我们都很容易戴着本专业的有色眼镜来看待症状。眼睛捕捉光线、并将光线转化为电信号，但大脑才是我们“看见”东西的地方，是大脑生成了关于外部世界的感觉和意义。在神经系统中每深入一个层次，复杂度就会上升一级，我们视觉宇宙的丰富性和重要性就这样层层叠加起来。而问题、缺陷显现的方式，取决于它们源于神经系统的哪个部位。比如上述男子，他的大脑皮层负责视觉的几个区域——都是阿尔茨海默病的罕发区域——发生了渐进的弥散式退化，这种退化使他无法解读复杂的文字或视觉对象的意义。而对于其他病人，遭受破坏的视觉区域不同，症状表现也可能非常不同。

* * *

我为朵恩看病已经许多年了。因为一种未知的基因突变，她的脑袋里长出了好几个“良性”肿瘤，具体位置是大脑表面称为“脑膜”的组织。我给“良性”一词加了引号，因为这些肿瘤虽然不会扩散到身体其他部分，但在朵恩这里，它们却逐步剥夺了她的视力，同时造成了其他并发症。它们在过去数年中慢慢长大，不断压迫着视神经，就是那些将视觉信号从视网膜传入脑内的粗缆线。

朵恩得病的最初表现是她在课堂上遇到了困难，做助教的她有一天发现阅读变难了。一开始症状很轻微。她告诉我："我开始头疼，但因为我本来就戴眼镜，所以我觉得可能是该去配副新的了。"她有一阵子没去在意不断变差的视力，可后来"有一次教授要我向全班朗读一份通知，我却发现我读不出来。我假装自己需要去忙别的，把通知递给了一个同事。"但直到终于去看了配镜师，她才意识到出了问题。朵恩起初没告诉我她为什么主动约了配镜师，后来才坦白说："因为事情已经发展到我连开车都开得很差了。"她稍停了片刻后说，"其实我出了一次车祸，但我归咎给了阳光。"她追尾了一辆停着的巴士。虽然她告诉自己当时是被阳光耀花了眼，但丈夫马丁却坚持要她去看配镜师，还威胁她不去就离婚。"我说得相当强势。"马丁在一旁补充。配镜师在朵恩的眼底发现了一些令人担忧的迹象：她的视神经在离开眼球的地方有一处肿胀，这说明颅骨内压升高了。朵恩很快被送到一个医生那里。医生起初认为她得了"特发性颅内高压症"，患者多是年轻的超重女性，出于不明原因，她们的脑无法再吸收液体，造成压力累积。"在医院接诊我的那个医生说，他认为这个病可以矫治，说他们应该有办法，所以他认为我可以带着一丝积极心态离开医院。"

但接下来，朵恩的全科医生打来的一个电话，迅速扑灭了她的希望——又是一起"医源性沟通不良"的例子。我问她全科医生说了什么。“大概就是：‘你的扫描结果出来了，我们发现有五个肿瘤。’这就足够了。”朵恩垮了——收到这消息时她正独自在家，没人可以倾诉商量，也不知道那些肿瘤是良性还是恶性。“我脑袋里飘着 101 个问题，但没一个有答案。”

无论我们如何否认，生活毕竟有其随机性。我们的命运有时就支在一个细小的针尖上。生命的脆弱，远非我们自己可以掌控。在这世上，我们总是听说只要不吸烟、不暴食、不酗酒、充分锻炼，就能岁至高寿，命运就掌握在我们自己手上。但是当我想到朵恩这样的人，想到那一刻的她才 29 岁，电话中传来的一击就彻底动摇了她的生存内核，我就不由想起健康和疾病在本质上是多么地随意。

亲身经历也提醒了我这一点。就在几个月前，我得到了一则心里早有准备、但依然觉得可怕的消息。一位和我有 20 多年交情的朋友，因癌症去世了。他是一位神经外科医生，为人认真勤奋，专为脑瘤病人开刀。我们俩在 20 岁出头就认识了，当时都还是资历很浅的小医生。他这人喜爱玩乐，温文尔雅，富有艺术情趣，身材极其健美，人帅得要命，每个毛孔都洋溢着生命的活力。在我的婚礼上，他和他的未婚妻次日早晨 6 点才离开舞池，到他自己结婚时，我们同样跳了个通宵。上一刻他还是一名成功的外科医生、孩子的父亲兼运动员，转眼就得了结肠癌，还扩散到了肝脏和肺部。他只比我年长 2 岁，死时不满 50 岁，留下了一个妻子和两名幼儿。

在人生的最后几个月里，他的内心充满了沮丧和对宇宙的愤怒，一个劲地抱怨人生不公，根本不想见人。发给他的电邮和短信都没有回复。于是我给他写了封信，用钢笔写在纸上的老式信件。我写到他的生命如何同我们的交织在一起，写到他在我和我妻子人生中的地位，写到他对身边所有人的重要意义。但我也写到了我们做医生的看法：日复一日，我们目睹疾病摧残着患者的生命，截短了他们在世的时间；但在日常的诊疗中，我们却用借口自我保护。我们认为病人是病人，我们是我们，认为选中了病人的那只命运之手不会触碰我们。我们远离大众，受到一块无形盾牌的庇护，穿着一套想象中的个人防护服。

我们还将这种偏见合理化。年轻时，我们假装疾病是衰老的后果，而等到我们自己变年长、病人却更年轻时，再这么假装就越来越难了，但我们仍不愿放弃自我欺骗：病人生病，是因为他们贫困、生活方式差或者有遗传问题，总之要寻找一切角度把我们和病人区分开来。虽然在情感上我们相信这套借口，但在理智上，我们明白这样的解释并不完善。当然，生活方式和个人所处环境的确会影响我们得病和死亡的概率，这我们都知道。但要实事求是地说，我们自己也常常目睹人生的随机性和不可预测性，就像掷骰子。我想到了朵恩，还有我这些年接诊的大批大批病人，他们的人生全都遭到了随机且不可挽回的破坏或减缩。身为医疗从业者，只要稍加反思，我们就能明白这一切，虽然我们大多数时候无视了这些。而普通大众和我们不同，他们平时被保护得很好，除非亲身得病，不然接触不到人生的这一面向，认识不到健康和疾病的这种本质上的随机性，尤其是如果他们有幸生活在一个现代医学发达的国度，自以为掌握着命运的话。

但是眼下，有另一件事击碎了我们每个人的幻象。当我写作本书时，我们正处于新型冠状病毒的疫情之中。在伦敦，我们已经度过了第一波高峰，医院正在慢慢让病人出院，他们有的会回到家里，也有许多将被送去太平间。我们生活在阴阳两界的边缘，不确定未来会发生什么："新冠"是会慢慢消退，还是会再来第二波甚至第三波疫情（答案很快就来了，一波疫情演变成了一片汪洋）。这场大流行强迫我们接受了一个事实：有些力量是不受我们掌控的，人生自有其概率。我们的健康，我们的活力，有时就像旋转的硬币一样莫测，路人的一声咳嗽、购物车的一根把手都可能左右命运。我们在生活中得到了一条新知：现代医学是有缺陷、不完美的，不能解决所有的问题。

我们认识到，人是会死的生物，而对于人的脆弱性，我们却从未认真考虑过，这个认识深深叩击着几乎每个人的内心深处。一线医护人员表达着前所未有的焦虑和恐惧，对工作前景的悲观情绪也与日俱增。对我们许多人而言，每天夜里查看统计数字已经成了一种仪式，我们清点死亡人数，试图用"基础疾病"来量化死者——就是在委婉地表示"我们不像他们"。而当我们看到比我们年轻、比我们健康的人死去的消息时，那恐惧也同样强烈。

疫情使我们每个人都开始重新审视自己，我们发现了人体的脆弱，也认识到这种疾病的后果难以预知：有人只是轻微咳嗽或失去嗅觉，有人则会在重症监护室里躺上很久，甚至结局更糟——病情如何，全看运气好坏。将来，无论疫情如何发展，这个认识都将比病毒存在得更久。就像我朋友的死亡一样，疫情也是一则残忍的提醒：人生的某些方面完全超出我们的影响范围，生命的本质就是随机的。

当我想到朵恩等待诊断的画面，想到她两个年幼的孩子那时一个 9 岁、一个 6 岁，想到她的生活竟被一个电话搅得天翻地覆，我能想象的就只有她的恐惧会是何等强烈：想想看吧，有几个东西侵入了你的脑子，它们会偷走你的视觉，很可能还会夺走你的生命。在每个医务人员的职业生涯中，一句话就能彻底改变患者人生的情形都太常见了，同行们很容易习惯这种场面。“癌症”“中风”“大出血”，这些简单词语的力量是很难体会的，除非你是收听的一方。

* * *

人人都有盲点，这不单是比喻，也是事实。每一个人，就算视力完全正常，其视觉世界也并不完整。我们在直视前方时，视野中都有空当。这是因为，我们眼底的视网膜，这层铺满半个眼球、捕捉穿过瞳孔的所有光线的传感器，其质地并不完全均匀。在视网膜的正中央，相当于我们视野正中的位置，是中央凹，这里密布着一片锥形感受器，就像一部高精度相机，使我们能分辨毫末细节。视网膜向两侧伸展，到了视野边缘，那里的感受器就不似中央凹那样紧密，用来分辨颜色的视锥细胞数量较少，而再向外伸展，就主要是视杆细胞了，在这里，视网膜牺牲颜色以换取敏感度，使我们能在光线极暗的环境下看见。令人惊讶的是，视网膜不仅不均质，甚至都不连续。这层光感受器上有一个大洞，离视野中央不远。形成这个大洞的，完全是工程上的原因：所有的视杆、视锥细胞，连同那些表示明暗、颜色、对比和强度的脉冲信号，都须传送到眼球之外，连入大脑本身。这么多的信号，需要有一个出口，一个通到眼球之外的门户。于是视网膜的输出线路就捆成一束，形成了视神经，经过“视盘”这处孔洞离开眼球。当我通过检眼镜上的小孔观察某个病人的眼睛，我会寻找他的视盘，这处杯口型的洞就像浴缸出水孔的水流漩涡，视觉信息就顺着它流出眼球。

因为眼球的这个区域缺少感光细胞，我们的视觉就有了缺陷，至少在视盘处是如此，那是两小片盲点，位于我们视野中央两侧约 15 度的位置。但是，我们完全没有觉察到视野的不完整，当我们双眼都睁开时，或许较能理解为何如此：在每只眼睛里，盲点都和视野中心略有偏离，因此双眼的盲点不会重合——左眼看不到的那一小片区域，右眼可以看到，反之亦然。现在，闭上一只眼。你的视野看起来依然完整，就算没有另一只眼来弥补，你的盲点还是不可见的。这部分是因为我们的眼睛总在不停运动、转来转去，因此视野盲点也在不停移动。可是，即便你将视线固定在一点，盲点依然不会自动现身。这是因为，你的神经系统、眼睛和大脑，会根据盲点周围的信息，将这处空缺填补起来。一根从左到右贯穿你视野的直线，总有一部分会落在人的盲点上，但是人脑仍会将它重构成一条不间断的直线。事实上，只有在一种情况下，你才会觉察到盲点的存在，那就是你观看的物体整个落在盲点之内——比如一根手指，或是临床检查中使用的一根大头针的红色针帽。你可以自己试试：闭上左眼，右手举起一支透明管圆珠笔，笔管尾端有彩色盖子的那种。将视线固定在远处某一点，再将圆珠笔沿水平方向从一侧缓缓移至视野中央。当圆珠笔运动到你视野中央右侧十来厘米时，笔管盖会暂时消失，这时它的影像完全投射在右眼的视盘上，因而视网膜和大脑探查不到。但只要再移动几毫米，笔管盖就会奇迹般地重现，因为它的影像又落到了视网膜上。

对大多数人而言，眼睛的这个设计特色都是难以感知也无关紧要的，它不过是人类生理上的又一桩怪事，只会在学校生物课上提一句。但对有些人来说，盲点会更有意义，更贴近自身，也更影响生活。如果视盘因颅内压上升、视神经受压迫而肿胀，这个生理盲点就会扩大，物体的影像更容易被其吞没，视野的黑洞也会更加明显。更令人苦恼的是盲点出现在视野中央，即中央凹的位置。本来影像主要集中在这里，为的是获得最详尽的视觉，使我们能够阅读、识别面孔以及看见各种细节。黄斑变性就是视网膜的这个位置出现了损坏，它在人最需要看清的地方破坏视野，患者从此只能看见边缘位置，中心始终是一片朦胧或扭曲。当你用余光瞥见某样东西时，自然想正对它细看，但你投去视线后，却怎么也看不清楚，只有干着急。还有视网膜脱离，患者的大片视网膜从眼球上剥落，导致视野大块丧失。

上述盲点都是眼睛本身的问题造成的，它们都有同一个显著特征，就是会对两只眼睛的视力造成不同的影响。单只眼睛的视网膜脱离或黄斑变性对人的整体视力影响甚微，因为另一只眼睛完好无损，仍能“看见”这只异常的眼睛丢失的图像。但我们已经看到，引起视力减退的不仅有眼睛本身的损坏：视觉系统中任一环节的损伤都会造成这一结果。理解这些视觉通路的构成，有助于我们根据患者描述的盲点特征，确定各种损伤的位置。在两片视网膜发出的脉冲离开眼球之后，一根视神经会将这些视网膜信号传回大脑。左右两侧的视神经携带的是完全独立、分别由左眼和右眼采集的视觉信息，但两条视神经在从眼球出发通回脑部的路上，又会在鼻梁后面很深的地方交会。这个交会处名为“视交叉”，是左眼和右眼的第一次统合。携带着左眼左半边视野信息的神经纤维，会穿过视交叉通向右侧，而携带左眼右半边视野信息的神经纤维则不会如此。与此同时，从右眼连出的神经纤维，也会带着其右侧视野的信息，穿过视交叉通向左侧。于是，来自两只眼睛的信息相互融合，传达出整个视野，左侧视觉世界的信息传至右脑，右侧的信息则传至左脑。本质上，在经过视交叉之后，两只眼睛就不再独立了。

因此，只要确定盲点，眼科和神经内科医生往往就能确定视力减退的源头。视觉信息在这些通路中的流向就像一栋住宅的电路图，电工可以据此确定哪里发生了短路。如果盲点出现在双眼的不同位置，这说明问题出在眼球、视神经——总之都是没到视交叉的地方。而如果盲点出现在双眼的同一位置，就说明损伤出现在视交叉之后，那里的信息通道已经不再对双眼做出区分。盲点的某些模式甚至能指出损伤就位于视交叉本身：两条视神经在视交叉处连接融合，而视交叉又毗邻（脑）垂体；垂体一旦扩张（通常是因为良性肿瘤），就可能压迫视交叉处的视纤维，而这些纤维负责编码侧边的视觉。因此垂体肿瘤常常只导致双眼两侧视力的减退，病人的视野就如同马戴了眼罩，正前方依旧清晰，左右两边却看不见了。

* * *

朵恩还是幸运的，她没过多久就等来了更多答案。她很快接连约到了一位眼科医生和一位神经外科医生的接诊。MRI 确认了之前的解释：她确实长了肿瘤。但她也随即感到了一阵释然，因为肿瘤是良性而非恶性，这种脑膜瘤源自脑的外膜，而不是脑子本身自生的。但好消息里也掺杂了坏消息：有一只肿瘤包裹在她的视交叉上，造成了视力减退，这就解释了为什么她的双眼都受了影响。这只肿瘤正在两条视神经的交会处缓缓绞杀它们，摧毁着眼脑之间的连接。这只肿瘤的大小和位置都十分棘手，但朵恩和她的外科医生都清楚，如果不做手术，她的视力只会越来越差。她只有 29 岁，家中还有两个小孩，失明的前景令她恐惧不已。虽然手术难做，医生也无法保证能挽回她的视力，但朵恩还是决定一试。“我儿子哈里森当时才 6 岁。”她回忆说，“虽然听起来很傻，但我们向他解释这件事的最好方式，就是用电视游戏机作比：我们说，电视和游戏机之间的连线出了故障。这大概就是最好的法子——我们得让他理解，因为我们并不确定手术之后，我的视力还能保留多少。”

夫妇俩接受了这个诊断，开始判断手术风险，并想着如何向孩子们报告这个消息。此时，在英国陆军服役的马丁正要被派往阿富汗。那肯定是一段艰难岁月，但是现在，当朵恩回顾那段人生时，却用了一种淡然又直截了当的语气。她还清楚地记得她和神经外科医生是怎么说的。“我真的对他说了别告诉我太多信息，因为在某种意义上，要不要手术的选择权已经不在我手里了——要是不做手术，我的视力还会继续衰退。而要是做了手术，他们就有可能为我恢复部分视力。所以其实没什么好选的，对吧？”

手术的时候，朵恩的视力已经很差。我问她记不记得当时还能看到些什么。她说：“情况并不乐观。”她只能大概看到马丁的脸，如果坐得很近还能看到电视屏幕。“但我记得，手术前一夜，当我坐在医院病床上时，事情似乎并不太糟。”她也记得从全身麻醉中醒来的时刻：“我就在病房里那么坐着。我不想麻烦别人帮我开灯或是拉开窗帘，但其实灯是开着的，窗帘也是。”过了几分钟，她才明白，她现在是全盲状态。

对于手术后的日子，用“艰难”来描述可就太轻了。之前医生就提醒过她，术后要过几个月甚至一整年，才能完全肯定她是否留下了一些视力。马丁也回忆了当时的情形：朵恩的头上缠着染血的绷带，什么光也看不见，眼前只有黑暗，见此情景，他难受极了。在他俩的心中，最折磨人的是那种不确定感：朵恩还能康复吗，还是会困在永恒的黑暗之中？二人一面忐忑，一面还要尽量向两个年幼的孩子解释。

在术后这些年里，我也见证了朵恩视力的起起伏伏。有时她能看清我的一些面部特征。当我问她能否看清我头发的颜色时，她说：“我能大概看出你的头部轮廓，还有一点点动作，其他就都看不见了。”在手术后的几个月里，她的视力的确有了一些改善，她说：“当时，我的左眼有一片模糊的视觉，像是透过一大片浓雾在看东西。”但说起现在的视觉，她又表示：“里面没有细节，只有一些颜色。我曾和女儿夏洛特去逛商店，我觉得一件粗线衫很好，就拿给她看。我以为那是奶油色的，其实却是亮粉色。”夏洛特在一旁扮了个鬼脸，大笑起来。

而在过去的一两年中，很不幸，就连她视野中央的那团雾都变黑了。手术后，她的右眼没有丝毫视力恢复，就此失明。现在，朵恩只剩了左眼的一小块视野。“目前我只能看见靠上面的一小片，要是我压低脑袋、下巴抵上胸口，有时还能看见一些细节。”肿瘤的绞杀摧毁了神经纤维，使它们修复无望，加上她在术后一年还接受了对剩余肿瘤的放射治疗，为的是缩小手术中遗漏的有害组织，但这或许加重了她的失明。要再做手术就太困难了，光是想想都觉得风险太大。

但在我心里，朵恩似乎还能看见。我每次在门诊见她，她总能在诊室内轻松走动，跟我谈话时也能直视我的眼睛，无论从哪方面看都像一个视力正常的人。但其实她是在用韧性和机敏掩盖着视力所受的重创，到最近两年，每当她从外面的过道走进诊室时，我总能听见她那根白色盲杖的敲击声——这明明白白地告诉我，她已经失明了。

我们在诊室约见时，她不会一个劲地谈论失明对生活的影响；但今天是在她家里，并没有诊室的束缚，于是她稍稍敞开了一些。“我现在只能分辨光和暗，看不到细节，也看不到脸。”我问她其他感官是否一定程度上弥补了失明，她大笑着说：“我现在很擅长在做饭时烫伤自己！”接着她顿了顿，换了一副郑重的口吻说：“我现在特别依赖听觉。可有时我的左耳会有很响的耳鸣。”那是因为另一只肿瘤正好长在了通向耳朵的神经上。“所以我的听觉也被打乱了。当然嗅觉还是好的。每次有东西掉在地上，我都必须摸索一番，就是跪在地上找。要是有东西打碎，就很恐怖了。有一次我打碎了一只玻璃杯，我就只好关闭厨房，一直等到有人来帮我拾掉碎片。我变得不再独立——这大概是最大的影响吧。”

失去独立性之余，还要抚养两个年幼的孩子，这为朵恩的经历平添了苦涩。陆军那边倒很通融。上峰很快搁置了派马丁去阿富汗的命令，转而调他去指导体能训练，使这家人的生活稍微多了一点弹性。陆军家属间的密切关系也帮了大忙，他们从中获得了各种支持和援助。过去十来年中，虽然他们的生活发生了剧变，朵恩失去了视力，还面临着我们将要探讨的其他问题，而且不知道将来还有什么，但奇妙的是，她和马丁依然能够欢笑，依然在足以压垮大多数人的逆境中保持着坚韧。

* * *

失去就是不再拥有，或者拥有的不如以前多。失去生命，失去一段关系，失去一件珍贵的物品，失去金钱——你曾经拥有的东西，现在没了。你知道手里握着一样东西或一个人是什么感觉，而待到两手空空时，那感觉就会令你陷入渴望的苦痛之中。而即便失去的是从来不曾拥有的东西，对有些人而言也很痛苦：如果你从未有过一样东西，比如一条胳膊、一条腿或是行走的能力，那么，当你发现周围的人都拥有这样东西或这种能力时，你依然能领会到自己是缺少了什么的。这在情绪上的反应或许和拥有后又失去不同，因为你从未体验过、知晓过拥有的感觉。不过这依然是一种失去，只是性质不同。你的生活并未改变，你的体验也始终如一，但是对于这种失去给你的生活造成的冲击，你的感受同样苦涩。

但是说到五感，我们却无法从别人身上看到什么或是做易懂的对比。谁也不知道另一个人的内心体验：别人看到的是不是和你同样的红，感到的是不是和你同等的痛，听音乐时用的是不是和你同样的方式，这些都无从得知。当你失去一种感觉，你唯一能比较的只有你失去这种感觉前后的不同体验，这种内在对照。但如果你生来就有某种感官缺陷，那你可能终生都意识不到这种“失去”，除非它能明明白白地显现出来，方式可以是一次测试、一场事故、一次体检，或是为某件全不相干的事情去看医生时的一次偶然发现——最后这种情况有时称为“偶发瘤”：在和医疗工作者打交道时，你发现了一个此前从未意识到的“问题”，那或许是一次扫描发现了你的一处脑部异常而它很可能已经伴随了你一生，又或许是你的力量或动作有某种微秒的不对称而你自己从未注意。

在许多方面，奥利弗都是这种现象的一个绝佳例子。奥利弗二十五六岁，正在努力成为一名电影制作人。我和他见面时，他正和一个朋友忙着导演音乐电视。他的工作内容是电影和摄影，都是视觉的艺术。他栖居在一个视觉的世界中。他告诉我：“我常会随身带一部小型傻瓜相机，只要看见精彩的东西，就能掏出来拍一张快照。”奥利弗身材纤细，语声轻柔，但尽管他说话如此安静，我还是感受到了他对工作的热情：他真是沉浸在这个色彩、形状和动态的世界之中。当奥利弗穿着深色的休闲装坐在我对面时，从他身上，我看不出任何医学问题的迹象，也看不出生病或机能障碍的明显表现。

我问他怎么会到了这一步。他一时间有些羞怯，然后说道："说来也是奇怪。我平时和朋友一起工作。那天我们在一起干活，他这人很容易分心，干着干着就无聊起来，于是伸手来捅我的脸，"说到这里，他哈哈大笑，然后继续道，"而我竟看不见他的手！他大为震惊，大概就是'你怎么连这也看不见？'。但我并没太在意。这是大概一年前的事。"

不出几个月，奥利弗开始发作偏头痛，并伴有视觉先兆。他向我描述了偏头痛的典型特征：先是视野一侧出现闪光，之后 20 分钟渐渐扩散至整个视野，最后闪光消失，变成头痛。奥利弗告诉我："我去看了医生，因为偏头痛越来越厉害，一次要持续个两小时。医生一边和我闲聊，一边漫不经心地用双手测了测我的视野，结果我看不见她的左手。她见状非常震惊——要是你的医生又震惊又困惑，你就知道准没好事了。"

在这个偶然发现之后，医生在诊断上左摇右摆，奥利弗的情绪也跟着起起伏伏。医生的做法很简单，只是坐在他对面，将自己的视野与他比较。正对奥利弗而坐的她，能够看见自己的手在左侧移动，但奥利弗却看不见这同一只手。其实在许多时候，我们医生就是这样给病人做检查的：我们假定自己"正常"，然后参照自己的力量、动作灵活性、听力和视力来评估病人的官能。这也一向使我觉得奇怪：我们毕生都在寻找别人的异常，可竟是把自己的身体和神经系统用作检验神经功能的模板和金标准。可既然接诊奥利弗这样不知自己的神经系统存在缺陷的病人乃是常事，我们就没有理由认定自己没有这样那样的异常。在别的行业里，我可决不会把自己的身体用作金标准。

奥利弗回忆起和全科医生见面之后的进展。“她把我转给了一个急诊视光医师。他也给我做了视野测试，也是非常震惊。他说我的视觉就像中过风的人——”奥利弗故意轻描淡写地补充了一句，“这可不是什么好话。”

奥利弗很快被送进了圣托马斯医院急诊部，他在那里住院两天，接受了一整套检测，最后以眼病中心查房的一次会诊告终。查房在周三早晨进行，我在做高级住院医师和主治医师时，那都是每周的固定节目。奥利弗回忆了当时的情形：“我到了那里，发现气氛紧张，一间房里有十个医生。接下来的 40 分钟，我们都在外面等待他们的判决。”参加此次查房的医生来自眼科和神经内科，其中主任医师、主治医师和高级住院医师都有。病人在之前的一两天里接受了全部的评估和检测，然后被带进这个大房间。先是低年资医生介绍病例和检测结果。然后由主任医师审问病人、审问低年资医生、查看检测结果、审核异常发现，最后得出结论。我至今记得当年资历浅薄时参加的头几次查房，那时我对神经病学只懂皮毛，对眼科学更是一无所知，想想就觉得恐怖，但好在神内的老板对我们这些初级神内医生也没抱什么期望。暴怒都来自眼科的几位老板，首当其冲的就是他们手下的小医生（我们神内老板倒是一位平静温和的善人，多年里我始终没见过他发脾气）。我很快发现，最明智的策略就是站在一边，看着眼科的小医生们如待宰羔羊一般走进房间，引颈就戮。但面对这个过程，我们神内的小医生总归也逃不脱一丝恐惧之感，生怕冷不丁会被拉进去陪斗。

那么奥利弗的诊断结果如何？为什么他右半边视野看不见任何东西，自己却浑然不知？这倒是和他的偏头痛毫无关系。“他们告诉我，病因真的是一次中风，”奥利弗说，“只是中风发生时我还在娘胎里发育，或是刚出生不久。”在他左侧枕叶的尖端，一根向初级视皮层供血的血管发生了小堵塞，造成负责视觉认知的脑区缺了一块，也使他从此无法对右侧的世界形成有意识的视觉。奥利弗的视觉可能向来如此，从他出生那天或出生后不久就是这样。但他从来没有机会将自己和别人比较，所以始终以为自己的视觉和别人没有两样、完全正常，从不知道还有别的可能。提起诊断结果，他说：“那天的我，情绪应该很糟吧，因为我不知道我得的到底算什么病。人在这种时候总会往最坏处想。我不知道我的视力是会慢慢变差还是突然消失。所以知道病情不会再恶化以后，我简直松了口气。”

这说起来简直难以相信：竟然有人活了1/4个世纪，却始终不知道自己缺了半边视野。如果不是因为偶发偏头痛，他或许还会无知无觉地再活 25 年。我问他，除了那一次朋友用手捅他的脸之外，还有没有过别的迹象让他怀疑自己不正常；他上学时有没有参加过运动。“应该也是运气，我不太擅长运动，笨手笨脚的。”他停下来思索片刻，接着说道，“我以前绕着牛津广场跑过步，”他回忆起了从前在电视行业做初级制片助理的日子，“那里人很多。我本以为自己能很快避开别人，但总有人从右边撞到我。那应该就是第一个迹象吧。”可是奥利弗还开车，我没想到他竟然从没出过事故。但他也表示，自从知道了视力问题之后，他就意识到自己向来的笨拙都有规律可循。“我回想自己在家里打碎、砸烂的东西，发现它们全都在我右侧。”无论是桌上的一只玻璃杯，还是厨台上的一只盘子，每一样都在他的右侧、在他的盲点上。

我仍然很难理解，为什么奥利佛缺了整个右侧视野，生活却没受多少影响；为什么除了在家打碎几件东西、偶尔迎面撞到几个路人，他的病竟没产生任何明显后果。这或许有生理上的原因。眼病中心在评估奥利弗的病情时，发现了一件怪事：虽然他看不见任何右侧的对象，无论是字母、颜色还是亮光，但他能感知运动。盲是盲，却仍能看见。

* * *

英国在 1914 年对德国宣战，实属意外之举，事前没有准备。这次举国动员有许多缺点，其一就是医疗用品不足，无法救治如流水线一般从前线撤回的伤残军人。为保障在法国的大规模战事，英政府下令伦敦各家医院空出床位，以应对即将到来的伤员。虽然法国北部的沙场附近就有几家战地医院，能够紧急处理外伤，但神经系统受伤的军官一旦伤情稳定，就会被转运到伦敦的帝国医院，去接受乔治 · 里多克（George Riddoch）的治疗——他是当时少有的神经内科医生。里多克在苏格兰出生、上学，25 岁时考取了阿伯丁大学医科，翌年，一战爆发。1914 年，他履职为英国陆军上尉，追随英国神经病学巨擘戈登·霍姆斯（Gorden Holmes），成了英军的第二位神经内科医生。里多克在神经病学方面的专业知识很受欢迎，后来，他成了全英国治疗脊髓损伤的关键人物。

但是到 1917 年，里多克却在病人身上观察到了一桩怪事。他描述了五名大脑受到冲击伤的士兵，个个都因枕叶受损而失明。他们虽然无法看到静态对象，却都自称能看见移动目标。但是，他们尽管能够感知运动，却辨不清运动的物体是什么，用里多克的话说，它们都“朦胧幽暗”。似乎病人对某物体的形状和运动的有意识知觉出现了断裂，静态和动态之间产生了分离。这就是“里多克现象”，后来也反复有人描述。

里多克现象的确切神经生物学基础，迄今尚无全面定论。一般认为，人的有意识视觉完全依赖枕叶最尖端的一个区域，即初级视觉皮层，又称 V1，这是视觉输入到达皮层的第一站。如果 V1 受伤，像奥利弗那样，就会导致一种名为“皮层盲”

的缺陷，它有别于其他由眼球或视神经的损伤导致的失明。

但里多克现象使我们质疑起了这个传统观点，即视觉信息必须经 V1 入脑。果真如此，那么一旦 V1 受损，就不可能有其他视觉输入到达其他负责视觉的脑区，但奥利弗的情况显然不是这样。因此，里多克现象暗示了，脑内还有其他视觉通路，它们能绕过 V1，使信号，至少是某些方面的视觉信号直达高级脑区。实际上，也确有证据显示有其他通路可供视觉信息流动。虽然有限，但确有一些关于运动的信息得以通过，绕开 V1 到达其他视觉区域，特别是一个名为“颞中运动复合体”的区域，该区域能探查到视野中的运动。因此，人就算失明，也有可能“看到”运动。

这些其他通路存在的原因还只能猜测，但从演化的角度看，有一件事是显而易见的：就算视野受损，你也必须知道视野边缘有大家伙在移动。如果你能看见狮子向你奔来，你就可能存活并将基因遗传下去；如果看不见，你的结局就是变成午餐。再举个不那么夸张的例子：奥利弗的里多克现象帮他避免了走路时和太多人相撞，或是开车时撞到对面的车子。他能够觉察到右侧物体的移动，虽然无法真的看见它们。我给他检查时也做了视野测试，和他的全科医生在那关键的一天所做的一样，我清楚地看到，虽然我将手举在他的右脸边上不动时他看不见，但如果我再快速移动右手，他是能知道的。

在失明的情况下——包括像尼娜那样的全盲或奥利弗这样

半盲——还能看见一些东西，光是想想，就已经够古怪了。它凸显了我们脑内的视觉通路是何等复杂、不同脑区在加工视觉内容的不同方面时又是何等细分。而视觉的古怪还不止于此。

我在第二章解释过，视觉加工有两条主要通路，“什么”和“哪里”，两条通路上都有专区负责加工颜色、质地、面孔、字母、运动、位置等信息。正常视觉（随你怎么定义“正常”）要求所有这些脑区同步运作，共同向我们呈现一个精确，至少相对精确的世界，这样我们才能从中获取意义并维持生存。

念医学院时，我选修了一门名为“生理心理学”的课程。当时我需要写一篇论文，讨论人为什么做梦，由此激发出了对睡眠的终生兴趣。不过那门课上第一周教的是“盲视”，这个措辞自相矛盾，似乎根本不通，就像奥利弗那种“看得见的失明”似的。“盲视”所指的现象比里多克现象更为宽泛：有的人虽然视野的一部分完全失明或是至少已经没了知觉，但在无意识的层面上，他们仍能看见，不仅看见动作，还有颜色、结构或形状。这貌似十分荒谬：一个人既然可以看见，那么按定义来说，他就不盲。自从“盲视”在 20 世纪 70 年代得到正式刻画以来，围绕它也确实产生了激烈争论。其实，“盲视”中的“盲”，指的是患者因初级视皮层受损而自称有一部分视野看不见东西，并自认为丧失了部分视力或是完全失明。但如果硬要他们猜落在自己盲点上的视觉对象是什么颜色、形状，朝什么方向运动，他们猜对的次数却比全凭概率高出许多，有时更是全对。

盲视的存在与否一再受到质疑，也有人提出了别的解释。有意识的视觉到底是什么意思？它只是表示在人或动物身上，负责视觉意识的初级视皮层未遭彻底破坏，那一座座 V1 岛屿还在正常运作吗？盲视可以解释为光线在眼球内部散射，并落在了正常的视觉区域吗？但是，针对人类患者和猴子的实验研究已经大致回应了这些反对意见，现在的一致看法（尽管科学中罕有看法一致的领域）认为，盲视是一种真实现象。虽然缺少了有意识的视觉，但关于视觉世界的信息仍然传入了脑部，其中不仅有关于运动的信息，还有颜色、形状、方向，甚至面部表情以及与之相关的情绪。这些信息流可以利用多条通道，其中有些会绕过初级视皮层，这个有意识视觉的所在地。一旦牵涉大脑，“失明”的概念就没那么简单直接了。

这对我们大家又意味着什么？也许意味着我们时刻都在看见东西，自己却无察觉；也许视觉给我们提供的信息，超出我们能有所意识的范围；也许我们的视觉世界比我们体会到的更有内容、更加丰富和精微。再延伸开去，如果进入脑内的信息超出了我们的意识，这就意味着我们只意识到了视觉世界的一部分；我们的体验是有限的，它不是我们的全部环境，不是对现实的完整体认。

* * *

我很想知道，经过这番经历，奥利弗会如何看待视觉、如何看待视觉世界的真实性，尤其因为影像是他的工作媒介，他的人生须臾不离影像。他打了一个和他的电影制作人身份很相称的比方：屏幕宽高比。“这使我想到，每个人对世界的感知有多么不同。我感觉，别人看见的世界是宽屏的，而我的是 4:3，更接近 20 世纪 40 年代老电影的那种比例。要我说，这只是不同，并不表示低级。”听他把视力的差异比作电影画幅的不同宽高比，我感到很有意思，也让我想起了电视遥控器上那个改变屏幕宽高比的按钮。你刚按下它时，会觉得电视画面奇怪、变形，看着不舒服，但是再过一会儿，你就感知不到异样了。用 4:3 的比例观看宽银幕电影，画面是会丢失一些边缘，观影体验也会略有变化，但这并不会从根本上改变你欣赏这部影片的能力。

说实话，我越是回味奥利弗的这个比喻，就越是被它吸引。想想我们在电影银幕上看到的内容，那多半和真实的电影布景有极大的不同。很显然，周遭世界的物理属性，与我们所见的内容，并不恰好对应。我们看见什么，取决于我们的身体、身体的结构和功能。一个显见的例子就是色盲。因为一次命运的转折，或者更准确地说是因为继承了一个有缺陷的基因，视网膜上的三种锥形感受器有一种无法正常工作，由此使人的色觉有了异常。一只红苹果，在红绿色盲者眼中可能是绿色（这是最常见的一类色盲）；还有一些罕见病例完全失去了色觉，一个红苹果在他们看来可能就是灰色的。同理，其他动物看见的世界也可能与我们非常不同，因为它们的眼睛或有能力接收处于人类知觉之外的波长。物体本身并没有一成不变的颜色，它们的色调取决于观察者。颜色只在观察者眼中。

观赏奥利弗的电影作品时，我们看到的是摄制结果：一定强度的打光、摄影师的取景、拍摄的角度以及摄像机本身的参数——景深、色度、对比等等。这一切都和眼睛的机理相仿：瞳孔、视网膜、眼球对准的方向。但是我们在电影中看到的，却不单是所拍摄的画面。影片也是放映的产物：放映机灯泡的颜色，银幕本身的宽高比，甚至一根头发如果落到镜头上，在投上银幕时也会变成好几米高。胶片在放映机上以每秒近一米的速度转动，将视觉信息投射到墙上的白色幕布上，这就像是信息从眼睛传到了脑子。就连那些著名摄影师在影片中插入的细微线索或阈下信息，也类似盲视或里多克现象背后的无意识视觉。再就是片尾字幕，数不清的人名连续滚动好几分钟，只要少了其中一个，这部电影就有了些须变化，不再是完全相同的一部。电影不仅仅是拍摄。我们的视觉也不仅仅是观看。

第六章

咖啡与豆蔻

青年男子的气味里有种基本的东西，就像火焰、风暴和咸水海洋。它搏动着，带着轻快与渴望，彰显着一切强壮、美好和欢乐，给我一种实实在在的幸福之感。

——海伦·凯勒《我生活的故事》

没有哪种爱，比对食物的爱更真诚。

——萧伯纳《凡人与超人》

“每种菜系都诉说了一个故事。”克劳迪娅·罗登（Claudia Roden）在《犹太食物书》（*The Book of Jewish Food*）的开头这样写道，“犹太食物诉说的是一个民族流离迁徙的故事，还有他们消失的世界。它一直活在犹太人心中，并因其唤起和代表的东西，一直保持着活力。我自己的世界已在40年前消失，但在我的想象中它依然强大。一旦你同过去割裂，那过去反而会把你的情绪抓得更牢。”罗登接着写了她在开罗度过的童年时光，那里是由棕榈树、香茉莉和尼罗河畔的嬉戏构成的世界，但在1956年的苏伊士运河危机中陡遭终结。它在现实中已经消失，但仍为记忆所留存：是亲朋好友记录的一份份菜谱，一道道散发着异域风情的菜肴——它们有着阿拉伯、犹太、法兰西的来源——共同唤醒了这记忆中的世界。

每个家庭都有自己的食物史：菜谱代代相传，活在进餐触发的回忆和情绪里；菜肴唤起童年的温暖和幸福，宛若包裹在母亲的爱意之中。对许多人，尤其移民家庭而言，这些家族菜谱也是一种无声的语言，是一部关于根源、故乡和跨文化交往的无言历史，它们和姓氏一起定义着一个家族。

我自己家的食物史比罗登的还要复杂。我母亲的家族源自巴格达，她也出生在那里。她长大的房子坐落在大河的岸边，那河就是幼发拉底河或底格里斯河（她离家时还太小，不知道是哪一条）。她们家是犹太人，说的倒是阿拉伯语。我还记得我的外公——那时他们离开伊拉克已有五十来年——坐在一棵树下晒着太阳，用几只小小的厚玻璃杯喝着咖啡（是我外婆用一把小黄铜壶在炉子上煮的），边喝边同几个朋友下双陆棋，木头棋子和骰子在棋盘上不时啪嗒作响。咖啡豆发苦的烘焙气息中掺杂了一抹豆蔻的清香。喉音浓重的伊拉克阿拉伯语在大人之间来来回回，他们如果还在巴格达，大概也正做着完全一样的事。偶尔有人说一个无疑算得上难以启齿的粗野笑话，朋友间一阵哄堂大笑。还是小男孩的我在边上且看且听，耳朵很快习惯了阿拉伯语的咒骂。每次我走进外祖父母家里时，桌子上总是摆满食物，现在回想起来还令我口水直流：黄澄澄、热腾腾的藏红花米饭上面铺一层小扁豆，碎小麦包的小饺子里塞足了羊肉、肉桂和松子（就是基贝，kibbeh），要不就是肉丸蘸在杏子酱里，佐以一份安巴（amba）——那是一种香辛酸甜的开胃菜，内有芒果、青柠并混合了各种香料，它是历史化作食物的有力展现，很可能是由曾经定居印度的巴格达犹太人带入伊拉克的，因为他们曾长期在中东和南亚次大陆之间往来贸易。我的外婆和她的一众姐妹常常一边大吃特吃，一边高声谈笑，一旁的电视总是兀自放着一部伊拉克或埃及的肥皂剧，美食将她们全都带回了快乐的童年——她们很幸运能在彼时的巴格达长大，那时的它是一座现代而进步的城市，是不同文化、语言和宗教的熔炉。

我父亲家的情况就完全相反了。他的母亲，也就是我的祖母，在 1931 年刚出现不祥的预兆时就离开了柏林，这个 16 岁的柔弱少女辞别父母，登上了一艘驶往巴勒斯坦的海船。她个性要强，硬得像颗钉子，不惜抛下当时被看作文明巅峰的城市和那里的中产家庭，去异乡过凄凉贫苦的生活。她和食物的关系就比较复杂了。对她来说，食物只是一剂燃料，是让她完成每天工作的“必要之恶”，绝非什么值得享受的乐事。对于周围的人，食物是爱的表达，是交流的方式；而在她眼里，重要的是量，不是质。食物的量越大，声势才越壮，她这个中欧人会把分量搞得巨大，或炖或烤，直到食材变成面目全非的一坨。从我出生起，祖父母始终住在瑞士，我们每次去看他们，毫不夸张地说，他们总会准备大堆大堆的巧克力和五花八门的德式蜂蜜松糕（Lebkuchen），在咖啡桌上垒得摇摇欲坠。祖母一扑纳心地只想喂我们，我们刚刚吃完一顿、肚子还胀得紧绷绷的时候，下一顿就又端上了桌。她对我祖父也是如法炮制，总在鞭策他多吃一些。祖父为人极富涵养，他性格文静，才智超群，通晓多种语言，对古代史、哲学、艺术和经典作品都很有兴趣。我听到他提高嗓门的唯一时刻，就是祖母硬给他塞吃的而他实在消受不了的时候。从外形上看，我这对祖父母可算是极不般配：祖母体格硕大，强壮如牛，声音洪亮，行动果敢，目标明确，是个突出体魄的人；而祖父，即便在祖母的强势填喂策略之下，依然瘦得像根耙子，他更习惯轻声细语，在家里慢悠悠地走动。当祖母将一大坨食物铲进他的餐盘时，他只会挑着吃上一点。直到我长大一点之后，我才明白，祖父不懂得享受食物，有着更深的缘由，那是一股贯穿他一生的忧郁。“水晶之夜”那一天，他在自己的出生地布雷斯劳被捕——那里当时还是一座德国城市，现已更名为“弗罗茨瓦夫”，位于波兰最西部。他听到了纳粹往城里最大的犹太会堂投掷手榴弹的爆炸声，当时他就被囚禁在会堂对面的警局里。1939 年 6 月，他在二战爆发的前夕逃出了第三帝国，家族中只有他和他兄弟二人幸存下来，其余都死在了集中营。他最后一次得到他父母的消息，是通过红十字会的几份简短记录，当时他们正要被转去泰雷津城。他手上有一封从巴拿马驻阿姆斯特丹大使馆寄出的信，上面贴着一张德意志雄鹰抓着纳粹万字的邮票，这是那个时代留给他的唯一实物，然而那个时代造成的创伤却始终纠缠着他，直至其寿终之日。那封信确认了他可以安全前往巴拿马——当时离开德国的条件是有地方肯收留你。祖父终生都是一名无神论德国人，他说标准德语、穿全套正装、听德意志古典音乐、阅读德意志大作家大哲学家的作品——饶是如此，他仍被自己生长于斯的国土排斥、迫害，差一点还遭到处决。讽刺的是，他后来和妻子搬到瑞士的小小一隅居住，却始终被当地视作“德国人”。他以 92 岁高龄逝世时，仍是瑞士汪洋中的一座德国孤岛，他的居所几百米外就是德国边境，真是从他家中就能望见。站在他家的大门前，几乎能听见清澈的莱茵河水打着漩涡、泛着波涛地汩汩流动——就是这道液体国界，隔开了他与故乡。他和德国近得不能再近，却始终没再回去。我真想知道淙淙的河水在向他诉说什么，他从那窃窃私语的交谈中又听到了什么。去世前几年，祖父丧失了嗅觉。我还记得他已然贫乏的胃口终至消失，也记得这个本就消瘦的男人变得愈加羸弱，好像随时都会一折两段。

各位可以想象，我的童年食物是非常多样的，每道菜都让我想起家族历史的不同侧面——它的起源、它的伤痛、它的颠沛流离，一如克劳迪娅 · 罗登所写的那样。不过食物中也有更加私人的感受。每每路过伦敦街头的某家阿拉伯餐馆，闻到加了豆蔻的阿拉伯咖啡的香气，我都会立刻被拉回儿时的场景：外公坐在一棵树下玩双陆棋，一手举着热气腾腾的玻璃杯，一手摆弄着两只骰子。如果是小牛肉配土豆泥，或是一大碗柏奇（Bircher）麦片的气味，我又会回到祖父母在诺伊豪森的起居室，远处传来莱茵瀑布的隆隆水声。气味和味道是通向过往的直路，从我自己的过往一直通到祖祖辈辈。现在我有了自己的孩子，他们一边吃着我岳母料理的旁遮普菜，一边吃着我父母做的德式炸猪排、贝果面包、土耳其果仁蜜饼和杏子酱肉丸。他们长大后也会有复杂的食物记忆，那将是一部扑朔迷离的奇妙历史。

* * *

我做低年资医生时，曾在肿瘤科实习过六个月。当时常有病人口腔黏膜发炎疼痛，这是中毒的表现，因为我们往他们的静脉里滴了药。化疗药物针对的是使细胞分裂增殖的机制，以此破坏快速增长的肿瘤，但是这场药理学战斗也会殃及其他迅速复制的组织：比如皮肤组织就会受累，手掌和脚底因而发炎疼痛；骨髓受损，造成贫血和白细胞过低；肠道损伤，时而暴发腹泻。当这些病人嘴疼舌肿时，他们的味觉就会被掩盖，要等身体康复了才会慢慢回归。不过，只要跳出了肿瘤科这个特殊环境，在整个临床领域中，味觉障碍其实相当罕见。一些其他原因也可能造成这种障碍，比如某些药物可能改变味蕾的功能或唾液的分泌。比如，有一种安眠药就可能使病人口中长期留下一股可怕的金属味。

在我的门诊病人当中，我只能想到有几个人主诉过味觉的丧失或改变，艾琳就是其中之一。我们第一次“见面”是在第二波新冠疫情发端的时候。当时病例骤增，我们的大多数门诊都改成了视频通话或电话——但也不是每个病人都接到了通知。那天我在家里，正被 Zoom 上没完没了的视频门诊弄得越发疲惫，医院打来了电话。艾琳是有预约，但没人告诉她现在都是远程问诊了。她坐在候诊室里，一个医生也没见到。于是我们就在电话里第一次结识了彼此。她白跑了一趟医院，自然不太高兴，家中的我也为这一团糟的行政安排感到尴尬。之后的一周我们还是真正见了一面，不过那次门诊的全过程，我都配着全套防护，面罩、口罩、手套和前罩式隔离衣一样没少。她也全程用口罩遮着脸，只在我检查时摘下了几分钟。她来自西班牙的托莱多，但已经在伦敦生活了一阵。她说话口音很重，加上隔着口罩，有时很难完全听懂她的意思。她有着典型的西班牙人外貌，年纪很轻（29 岁），和我那天上午接诊的许多病人相比，对于疫情期间冒险出门，她看上去还是相当放松的。

艾琳是从口腔门诊转来的。过去五个月里，她一直都没有味觉。鉴于当前的形势，她刚刚注意到这个现象，就断定自己是感染了新冠，只是没有别的症状。更值得担忧的是，她是一名侍酒师，而且地位并不一般——她在一家米其林星级餐馆里已经工作了几年。口舌是她吃饭的家伙，品味是她的基本功。

我问艾琳，她的味觉是否向来灵敏，这是不是将她引入葡萄酒业的原因。但她说这纯属意外。“我 5 岁那年就跟着我的祖母做饭。我一直很喜欢在家做饭。我的家人有的来自西班牙南部，有的来自北部。”西班牙北部的人对于烹饪相当自豪，上好的海鲜是加利西亚和巴斯克地区的招牌菜。而在南部，猪是王道，金牌美食是橡子伊比利亚火腿。火腿出自伊比利亚黑猪，这些猪就养在安达卢西亚和埃斯特雷马杜拉的橡树林中，它们在树木间呼哧呼哧地嗅出橡子，吃下去长成猪肉，被屠宰后还要熏制三年，才能成为兼具坚果清香和凝脂口感的美味。我一边流着口水，一边和她聊她家乡的美食。“我念了两年艺术——艺术史、绘画什么的。但我特别确定，我就是想去餐馆工作。老实说，我的理想是做主厨。”艾琳先去上了一门服务生课程，那是进入餐饮业的敲门砖，接着又修了一个酒店管理文凭。她在厨房、运营和前厅等部门轮转了一圈，很快意识到自己并不适合后厨。“当时我告诉自己：‘好吧，既然我喜欢的是和人打交道，又何必进厨房呢？’”她在马贝拉的一家米其林一星餐馆实习，后来又正式干了四年，其间她确定了，自己真正喜欢的是食物与酒的结合。又拿了一个正式文凭之后，她凭着对酒的了解辗转于西班牙各地的多家机构，最近两年又服务于伦敦的几家餐馆，都是我做梦才敢进去的地方。

我问她，她的味觉出自后天的培养还是先天的禀赋。她说：“我认为肯定要有天赋，但训练也确实重要。这是一项需要培养的技能。”她详细地告诉我，饮酒时，人会联想起自己熟悉的风味或芳香，所以侍酒师也要熟悉许多味道和气味，这个本事不训练就未必能有。艾琳在伊比利亚半岛南端的马拉加省生活了很久，精通“水果的语言”，尤其了解百香果、柿子等热带水果，但对丁香、肉桂等香料就不怎么熟了。

2020 年夏季的几次封锁间隙，艾琳发现了一件怪事。当时新冠病毒的势头有所缓和，餐馆刚刚恢复营业，她也回到了工作岗位。“但是我尝出的味道，在嘴的一边和另一边不一样了。”我要她描述这种变化的具体情形，她却说不上来，不知是因为英语不是她的母语，还是那感觉很难付诸语言。“感觉好像是右边要更黏糊一些。”我表示听不懂她的意思，她停下来想了想，又继续道，“那些食物和饮品的感觉，好像更……我不知该怎么说，就是滑腻，从一开始就很滑腻。”她又澄清说，最初变化的是她的口感，她把那比作吃了薯片之后那种有点一团团的口感。

她的第一反应是去做新冠检测，幸好结果是阴性。几天后，她又感到智齿周围有些不适。她去了一次医院，医生认为是口腔发炎，开了抗生素给她。她虽然服下药片，症状却一天坏似一天。先是右半边的嘴、牙龈和脸颊没了感觉，后来整张右脸都沦陷了。艾琳越来越焦虑，给医生打了好些电话，也去看了许多次门诊。“那阵子我紧张极了，整整两周，我尝不出葡萄酒的酸度。我心想：我这辈子完了，我的味觉没了。那会儿我正等着升职呢，还想在葡萄酒方面做更多的工作。谁也不知道我这毛病是怎么来的，也没人知道它什么时候会好。我急得对医生直喊：‘快想想办法，让我的味觉回来呀！’”

她坚持不懈地约了不少口腔科医生，后来还去了颌面外科的门诊。经颌面外科的转诊，她终于坐进了我的神经内科诊室。那位外科医生安排了一次面部 MRI，想看看传导味觉的神经在哪里断裂了。结果，那些神经倒是完好无损，但有另一样东西冒了头：扫描显示，她的脑干里有一片白色的蓬松信号，看着像炎症，炎症破坏了一个区域，这里面有几个负责接收味觉及面部感觉输入的神经核。艾琳的症状有了明确的解释。

虽然问题出在哪里已然明确，但炎症的成因仍不清楚。中枢神经系统的炎症有许多可能的成因，比如各类自身免疫紊乱，或是某次病毒感染的后遗症。不过，最可能的原因，尤其对一名年轻女子而言，还要数多发性硬化（MS）。这种疾病的标志就是中枢神经系统出现多块炎症区域，那是失控的免疫系统在攻击脑和脊髓的成分。这种自身免疫病的确切性质我们还不了解，但我们知道，MRI 显示的是，各小片损伤会不断“复发”和“恶化”，比如突然出现新的神经系统症状，包括视力减退、乏力、麻木或膀胱失控。这些对神经系统的自身免疫攻击，会直接针对生成髓鞘的细胞——髓鞘是包裹着神经元的一厚层蛋白，就像包裹电线的橡胶。髓鞘能加速电脉冲的传输，也参与维持包裹于其中的神经元“电线”的健康。因此，髓鞘缺失或者受损，首要的结果就是降低电传输速度，随后也会伤害到传输这些脉冲的神经元。根据受损区域的确切位置以及受扰回路的不同，多发性硬化可能导致各种症状。

我在做低年资医生接受规培时，常会见到身体和神经系统都被 MS 破坏的病人，失控的炎症啃噬他们的脑和脊髓，导致他们瘫痪或者失明。直到今天，20 多年过去了，我在入睡那一刻，仍会想起从前治疗过的几个 MS 病人，想起他们的面孔和声音。有那么一位病人，一直嵌在我的记忆之中，她在我初次走上神经内科岗位的整整六个月里，始终没有离开过病房。她的 MS 极为严重，身子无法动弹，因此长了深深的褥疮，腰部的疮口深处已能见到骶骨。她曾在家中卧床数月，护理不当以及在床上缺乏运动，造成了她腰部组织的死亡。我的任务是每周两次为她检查褥疮，先由护士把她翻身至侧位，然后由我在她痛苦的呻吟声中揭开一层层敷料，露出里面可怕的腐肉和恶臭。虽然医院的看护一丝不苟，常常给她翻身，但褥疮就是不愿愈合。那可怕的画面我至今依然无法忘怀，每想到她，我还是能隐隐闻到一股臭味。后来我就任其他岗位，她没多久也因为感染失控去世了。

但近些年来，我们开始认识到，许多人都有多发性硬化，但他们活得好好的，只觉得自己很健康。小块小块的炎症静静潜伏着，只有脑部扫描才能发现，靠病人自己或医生面诊是看不出来的。过去 20 年间，神经病学的这一领域发生了翻天覆地的变化。以前有句老话说神经病学：诊断千种，疗法唯一（就是类固醇)。这个说法已经不对了。现在我们有许多方法抑制免疫系统对神经系统的攻击，包括打针、静脉输液和口服药物。有时这些疗法能完全阻止多发性硬化，有时可以延缓它的活动和进展。因此，多发性硬化虽然仍无法痊愈，但某种程度上已经是一种可治之症——这很像感染 HIV，这在从前就是判了死刑，但现在已经基本局限于门诊，用抗病毒药物即可控制。这并不是说多发性硬化不会再造成显著残障，但确实越来越多的人不必再有此担心。

虽然知道自己可能是得了多发性硬化，艾琳却意外地很放松。她更在意自己的味觉能否恢复。我告诉她，我们必须首先排除其他可能，于是给她安排了一大批血液检查。扫描显示出她脑内有单独一块炎症，经过仔细观察，脑内其他位置的两小块炎症也浮现出来，而这两块可能就是多发性硬化的迹象。我们很快又安排了一次扫描，两次扫描之间没有出现新的炎症，最初的那块异常如我所料般继续发展，但源头仍是那一次发炎。从诊断的角度看，我们能做的只有观察和等待，看是否会出现进一步发炎的迹象——要么是有新症状出现，要么再做一次扫描。有时候，时间是最好的诊断工具。

但是，看症状的话，艾琳是有了一些好转迹象的，这不是因为我给她做了什么特别的治疗，而恰恰是因为我们在医学上的“无为而治”。她的麻木减轻了，虽然她仍旧难以尝出酸味和苦味。令我惊叹的是，艾琳竟然还在做侍酒师，继续品尝着葡萄酒，继续搭配着她没尝过的酒和没吃过的菜。我问她味觉坏成这样，还怎么做到这些。她答道：“坦白说，生这病之前，我的本事主要是用嘴尝味，不太用鼻子。我当然知道嘴巴和鼻子是连着的，如果鼻子没了嗅觉，嘴巴也不会有味道。但以前我更相信我的嘴巴而不是鼻子。得了这种病后，我就必须练练鼻子了。”我又问她，生病对她搭配酒食的能力有什么影响。她的回答是我没有料到的：影响很小。“搭配这事，本来就有一点主观对吧？我会把酒给同事尝，问他们有什么想法。我和他们一起品酒，他们要是说‘哇，真是好酒’，我心里就有数了，说明用嗅觉也是可以的。”后来她又对我说：“我这人什么都能适应。”

看来艾琳已经适应了味觉失调，一是因为她对各种葡萄酒的味道、风味和芳香已经有了知识和记忆，二也是因为她更加倚重鼻子了。

艾琳告诉我的话里，有两个方面很是突出。一个是，五感之一发生了病变，竟没有给她造成多大障碍，尤其这种感觉还是她赖以工作的绝对基础。既然味觉失调对她的冲击如此有限，那么因为味觉失调来找我看病的人这么少，也就不足为怪了。某人会注意到这种失调，但这绝对不会摧毁他的生活。也许我们这些口舌不甚灵敏的凡人，就是很难注意到味觉的细小变化。应该说，艾琳的味觉损伤和我祖父相比，不在一个级别上，我的祖父是丧失了全部嗅觉，对食物的胃口和享受也跟着消失了。

第二个方面，是艾琳对口舌和鼻子的区分。她很清楚，在出现这个医学问题之前，她更倚重舌头和口腔，比较轻视鼻子。在那时的她看来，把鼻子探进玻璃酒杯、将溢满葡萄酒的空气通过鼻孔吸进肺部，只是品鉴过程的一个次要方面。但只要对风味的科学有基本的了解，就知道科学事实绝非如此。

* * *

艾比 15 岁，只比我大女儿大三岁，但我一眼就看出了她的不同。她和我女儿差不多高，也有着一头黑色长发，虽然她的是直发，松松地披着。但艾比显然已经坚定地跨过了通向成人世界的门槛，再无回头之路，不是个孩子了。但即便如此，在医学中，儿科和成人的界线仍如柏林墙一般不可动摇，牢牢地固定在 18 岁上。在医学界，她仍要由儿科医生来接诊，但在我看来她又明显是个成人。当我坐在她家的起居室中与她相对，我怎么也不会异想天开地认为，她和一名六个月大的婴儿，有着比一个 20 岁出头的成人更多的共性。艾比住在多塞特郡的美丽一隅，她家的房子正对一小片游乐场，四周田野环绕。就算在今天这样一个日子，雨线横飞、天色漆黑、劲风刺骨，我在沿着蜿蜒的乡道、就着起伏的地势前往她家的途中，还是轻易领略到了英格兰这处苍翠角落的美。和艾比闲聊之际，她的母亲朵恩（不是第五章的朵恩）走了过来，端给我一杯咖啡，我感激地接过冒着热气的马克杯，把手焐暖。

艾比自记事起就住在英格兰西南部，朵恩却是半道闯进来的——她是伯明翰人，说话带圆唇元音，与当地口音截然不同。艾比的发音显然受了母亲的感染，说话时在西部乡村的喉音和伯明翰鼻音之间大幅摇摆，乍听之下不太舒服，但很快又变得相当悦耳。

朵恩在艾比身旁的沙发上坐了下来。“小时候，她是个很好的小宝宝，”她望着女儿，微笑着说，“不怎么生病吵闹，只在吃早饭或晚饭的时候比较困难。一到吃饭她就开始调皮，真的很淘气。”朵恩回想了她和丈夫是如何地窝火，如何用尽了育儿技巧让艾比吃东西，每一餐饭都成了大人和孩子之间两股意志的对战。她接着说：“我们过了好几年才意识到她是对食物不感兴趣。只要一坐在餐桌边，她就开始打哈欠、伸懒腰，我们知道她的意思：‘我可不吃你们摆在我面前的东西’。”我问她艾比对甜点有没有兴趣，朵恩听了大笑：“甜的东西她可是很有兴趣的。现在回想起来，凡是特别甜或者特别咸的东西，她都爱吃。那时候的她，喜欢一切加了大量调料的食物。但是当你有一个幼儿在家，你最想避免的就是在她的食物里放大量盐和胡椒。这件事搞得我们真辛苦。”朵恩回想一次和朋友外出吃饭，有人点了火腿（我最后吃这东西应该是在学校，我还记得那粉红色的猪肉极有嚼头，肉质硬如鞋底，咸似海水）。他们给了艾比一小块让她尝尝。“这下完了。以后吃饭她都只要火腿，眼睛里除了火腿再没别的了！”很快，艾比又发现了盐罐，听上去，原本让她吃饭的战斗，从此变成了阻止她给所有食物撒盐的战斗。

艾比大约 3 岁时，朵恩第一次因为她的进食习惯带她看了医生。医生只说："她还是个幼儿，幼儿就是这样。她饿了自然会吃的。"朵恩想好好给她做做规矩："你要是今天不把晚饭吃完，明天就得当早饭吃。"逼着孩子吃饭的压力引发了一场持久战。"现在回想，我是个多么差劲的妈妈啊。"

真相大白的时刻出现在艾比大约 4 岁时。朵恩记得她当时在一条小道上，正带着艾比和她的几个小朋友往学校走。这时一辆拖拉机拉着青贮饲料从一行人身边经过。"那气味臭极了，"朵恩说，"但我望向艾比时，却发现她脸上毫无表情。我又望向身边的其他孩子，见他们个个捏着鼻子，张嘴喘气。只有艾比呆呆的。我好像明白了什么。我要她吸一口气，艾比不解地望着我，好像在说'你要我吸气做什么'。"

后来她把这件事说给丈夫听，两人意识到，之前已经有过端倪。"一般孩子上厕所，拉出臭臭的大便时，"朵恩轻笑了一下说，"都会说一句'啊，真臭'；可我们艾比从没说过这个，一次也没有。"他们又意识到，艾比好像也从来没对爸妈说过她饿了、想坐下来吃点东西。到这时，朵恩仍在怀疑自己是否在为艾比的坏习惯找借口，但她很快意识到并不是这样。医生建议他们给孩子做一个味觉测试，于是回到家后，夫妇俩蒙住艾比的眼睛，给她尝了几种平时常吃的东西。"可是她一样都尝不出来。我们给她尝草莓酸奶，她根本不知道是什么，她的脑子里没有这种联系。但我们一把蒙眼布揭开，她就说：'哦，原来是我的酸奶呀。'"

我望向艾比，她一直在静静地听我们说话。这些童年故事发生得太早，她自己已经没有印象。我问她，她自己是什么时候意识到自己有哪里不太对劲、和别的孩子不同的。她回忆起一次和同班同学走在学校的走廊里，经过厨房时，她的朋友们开始兴奋地讨论当天菜谱上的炸鱼薯条。"我问她们，'你们怎么知道是炸鱼薯条？厨房的门关着，你们怎么知道里面在准备什么？'"朋友们说是闻出来的，她记得自己听了很是困惑。另一次，有人从孩子的生日派对上打包了一只金枪鱼三明治，结果放在轿车里忘了带回家。在大夏天里放了两天后，三明治开始静静地发酵，被发现时已经恶臭难忍——只有艾比还忍得了。"大家都说：'哎呀，太恐怖了！'我却不知道她们在说什么。"我可以想象，要是一个孩子发现有那么一个世界，除了她自己，人人都熟悉，她会有多么困惑。

对朵恩夫妇而言，艾比表面上的味觉和嗅觉缺失可以解释她的许多行为，比如对食物的矛盾态度，食欲的缺乏，还有对青贮饲料的臭味或厨房传出的令人垂涎的香气无动于衷。但是另一方面，在最纯粹的意义上，她的味觉又显然并未损坏：火腿的咸、巧克力的甜、柠檬的酸和咖啡的苦，她都能够感知。她只是无法感觉风味中的细微差别。"我觉得薯条很难吃，没滋没味。我非要加上大量盐、醋和胡椒才能尝出一点味道。浓巧克力蛋糕和普通的巧克力棒对我来说是一个味，只是口感不同罢了。”她吃东西就像戴着耳塞听管弦乐，“味道”的丰富性都流失了。

这里蕴藏了一个关于我们味觉世界的清晰真相：我们说起味道（taste）时，指的其实是风味（flavour）。这个真相人人都有体会，却又未必有明确的意识。我们感冒时，食物会因鼻塞失去风味，变得平淡无奇。科学课的老师很喜欢一种味觉测试：叫学生捏住鼻子吃一小块苹果或生洋葱，这时两者的风味会很难区分。实际上，艾比自己也发明了一个类似的“糖豆测试”，以此向朋友们解释自己的世界。她先蒙上一个朋友的眼睛，并叫她自己捏住鼻子，然后给她尝不同风味的糖豆。这时糖分在朋友嘴里泛滥，甜味沐浴着她的舌头，但只有放开鼻子自由呼吸时，她才能尝到草莓、橙子或青柠的强烈风味。

风味是一种最终错觉。我们认为“味觉”只是单一种感官，其实不然。它甚至不只是两种感官，而是三种。它完美融合了舌头上的味蕾、鼻子里的嗅觉感受器，以及对食物质地的感觉（就是所谓的“口感”）。

由于艾比对风味的体验中缺少了嗅觉，她自然更依赖食物的质感来引导好恶。“我很喜欢甜红椒，它其实没什么味道，淡得像水，但质地很棒。这也是我为什么不喜欢蘑菇的原因，它黏糊糊的，我老觉得自己在吃鼻涕虫，真是恶心。我的味觉基础是食物的外观和口感，而不是它真正的味道。”她形容了吃一只汉堡的感觉，用词很是漂亮：她说了辣椒的热、生菜的脆、蛋黄酱的滑和面包的软，但对汉堡的风味全无概念。

实际上，味觉是一种原始的基础感觉，细致度或说分辨率很低。眼睛让我们看见近乎无穷的明暗和色调，耳朵则把恢宏交响、别针落地等各种声音尽皆收入。与此明显不同的是，我们能分辨的味道只有五种（可能再稍多几种）。古人只谈四种味道：甜、咸、酸、苦。到近代，我们又发现了一种能够感受谷氨酸盐的独特味觉细胞，谷氨酸盐赋予了菜肴丰富的可口感，也就是“鲜”，我们还发现有专门的神经纤维传递这类脉冲，由此在四原味之上又添了第五种。过去十年，我们又意识到可能还有第六种原味，那是 2019 年发现脂肪感受器之时；或许不出几年，我们就会改说六原味。但无论最终的原味是五种、十五种还是五十种，与人类的数百种嗅觉感受器及其能分辨的至少上万种气味相比，味觉仍是认识世界的一种极为简单化的方式。

觉察味道的基本器官是味蕾，那是嵌在舌头里的一丛感觉细胞。从微观层面看，一个味蕾就像一只埋在土里的蒜头，顶部钻出土壤、伸进空气。味蕾中有多个细长的细胞，它们像蒜头中的瓣，其尖端能触到口腔内壁表面。这些细胞有不同类型，也确实对应不同的味道，比如有的只对甜味有反应，有的只对应苦味。一个味蕾中集合了这么一批味觉细胞，因此能感应多种味觉刺激。另外和我们经常听说的不同，舌头并不是靠不同的部位觉察不同的味道，事实上，舌头的所有部位都能尝到所有味道。对味觉的误解不止这一个，还有一个是我们只用舌头尝味。实际上，味蕾在上腭甚至会厌（我们吞咽时为防止食物或液体进入气管而关闭的那片组织）里都有。

这些细胞各有什么性质、能尝什么味道，都受基因的控制，这也可以解释食物方面的诸多怪象。研究者认为，人对甜度的感知、觉察鲜味的能力与遗传变异有关。这类遗传影响中最为人所知的，或许要数对球芽甘蓝和西兰花的厌恶。因为一种遗传变异，有些人在吃到苯硫脲（PTC）或相关物质时会感到极为苦涩，也有人只感到略有些苦，还有人根本尝不出这种化合物的味道。因基因变异而特别能尝到苦味的人，可能反倒具有某种遗传优势：他们或许能更轻易地察觉食物中的某些毒素并加以避免。但这也可能造成不利的后果：一味地不吃球芽甘蓝、西兰花或其他十字花科蔬菜也可能有害处，这会妨碍人摄入具抗癌作用的植化素——十字花科蔬菜富含此类物质。因为这一点，有科学家详细研究了影响味觉的遗传因素与癌症风险的关系。这些研究多数一无所获，但其中一项确实在尝味基因和结直肠癌之间找到了关联。这点儿证据肯定还不足以说服孩子们多吃西兰花，但它至少能提醒我们，感觉器官的构成会极大地影响我们对世界的体验，奇异的遗传禀赋决定了我们是能觉察环境中的某种化学物质，还是会完全无视它的存在——就相当于味觉上的一种“色盲”。

总之，就像艾比和她的糖豆测试所显示的，我们使用“味觉”一词，其实包含了两层截然不同的意思。在生理学层面上，它指的单纯是对某些化学物质的检测，这些物质在我们的唾液中溶解，激活我们口舌中的感受器。而在人的层面上，它指的又是对风味的体验，而风味则是食物和饮品的各种细微之处，是味道、气味和口感的综合，充实着我们的生活。缺少了鼻子的参与，广义的味觉就不复存在。我们去闻周遭世界时，是吸入环境的空气，从“鼻前”嗅一朵娇弱的玫瑰。而我们咀嚼食物、大喝饮料时，则是在用另一种方式闻味：口腔中的挥发性化合物从“鼻后”抽吸上来，绕过硬腭和软腭后，向前推入鼻腔。因此，虽然我们的味觉本身十分有限，但脑的深处会创造出风味的体验，这是心灵制造的一种错觉，它依据的有味道、鼻后气味、温度和口感——总之不是一种感觉，而是许多种。这可以部分解释为什么艾琳品鉴葡萄酒的能力只受了很小的影响：虽然她丢失了关于酸度和苦味的有限信息，但她的品鉴力主要是由鼻后嗅觉决定的。

可见，至少在经验层面上，味觉，或者应该说风味，是一种混合的感觉，它就像某种“合金”，各成分无法分割，性质上也不同于各成分之和。但是从演化的角度看，味觉和嗅觉又是相互独立的。味觉可以看作一部感应营养、探测毒物的机器，负责辨别哪些食材能维持我们的生命、帮助我们成长，或是置我们于死地：甜味等于糖分，是能量之源；鲜味等于蛋白，是生命的基石；苦味是警告，表示东西有毒。气味和口感则为味道增添了色调，使人能分辨冰凉鲜脆的草莓的植物清香和巧克力的浓郁甜香。

在人类的演化中，风味几乎和味道同等重要。人对甜味和苦味的反应是稳定、可预期的，它们是指出食物中包含能量还是毒素的可靠信号。与之形成鲜明对比的是我们对风味的反应，那是可塑、可习得的。我们都有过吃下什么东西后到第二天仍很难受的体验，这之后，你很可能一连数月甚至数年都不吃这东西。只消一次不愉快的接触，就可能使你终生不碰某种食物。但如果你在吃下一样甜食后感觉不适，那么一辈子不吃甜食肯定不利于你的生存和基因的延续。幸好决定我们喜欢还是讨厌某种食物的，不是味道，而是风味——说穿了就是鼻后嗅觉。风味有一个额外好处，就是能让我们学会去喜欢身边有营养价值的东西，即便它的味道略为不合人意，比如有一点苦。这方面的例子有很多：有些东西小孩子天生厌恶，但长大后却变得喜欢，原因要么是这东西在营养上有些益处，要么就是它能让我们感受到别样的愉悦，比如啤酒、威士忌或咖啡。

在解剖学层面上，风味的几个组成部分也是彼此独立的，它们进入脑部的信息通路互不相干。其中嗅觉由嗅球和嗅神经支持，是唯一直连脑内高级复杂区域的感觉。相比之下，味蕾的信号进入脑干的方式就比较曲折了。味觉神经纤维起于舌尖，在面神经内部向上延展，而面神经一般认为是一种运动神经，负责协调面部肌肉的运动。实际上，在我的神经内科门诊中，病人味觉改变的一大常见原因就是贝尔麻痹，即面神经发炎导致一侧面部突然瘫痪。不过味觉也会通过其他神经传导，比如喉舌根部的舌咽神经，还有上腭的迷走神经。这些神经信号汇集到脑干下部的味觉核（就是艾琳的受损部位），再转送至大脑皮层。创造出风味的，正是大脑皮层这片脑组织的高处位置，主要是集中在脑岛上的多片区域，其中许多属于边缘系统，它们形成了一片网络，影响着情绪、记忆和奖赏——正是在这里，味觉、嗅觉和口感融合在了一起。

综上，风味是大脑而非食品的产物，是一种错觉，但其实，这种错觉在更早的神经加工阶段就出现了。早在口鼻刚探测到刺激之时，错觉即已大量产生。我们的口腔内发生着大量混淆。你在口腔内的什么位置尝到味道，更多关系到口感而非味觉，是触觉决定了味觉的位置。如果在你舌头的右半边滴一滴糖溶液，同时在舌头左半边放一只拭子头，你就会在左边而不是右边尝到糖味。同样，如果你是在嘴里尝到了和某种气味相符的东西，你就更可能觉得那气味是在你嘴里产生的，并因此将它当作味道。最终，这些输入都会影响你对风味的感知——触觉偷换了味觉，味觉又偷换了嗅觉，最后合成一个统一的体验。

＊＊＊

嗅觉丧失的原因有很多。念医学院时，我们学习了其中罕见却重要的几种：比如长在嗅沟处的脑膜瘤（一种良性肿瘤）扰乱了嗅觉感受器流向大脑的信息；又比如遗传问题阻止了某处嗅觉器官的发育——你可能记得第一章的保罗，有一种基因突变使他既感觉不到疼痛，又没有嗅觉；再比如严重的头外伤使细小的神经纤维在从颅底穿入鼻腔的地方被剪断；或者像我在前作《脑子不会好好睡》中所写的，嗅觉丧失也可能是某种退行性疾病、如帕金森病的先兆。但在课堂之外的现实生活中，更可能出现的还是其他寻常的原因：鼻子出了导致发炎或鼻塞的问题，病毒性疾病直接破坏了鼻黏膜或嗅神经元本身。写作本书期间，嗅觉丧失还成了感染新冠病毒的一种常见症状，提醒患者要自我隔离并接受检测。

知道了新冠病毒可能使人丧失嗅觉和味觉之后，整个神经内科学界都不寒而栗。过去一百年间，神经内科医生一直在对抗各种流行病的前线上战斗，因为病毒很喜欢感染并破坏神经系统——比如造成小儿瘫痪的脊髓灰质炎。我们常常去圣托马斯医院的长期通风病房探望病人，他们因为肌肉或神经的慢性疾病，造成用来呼吸的肌肉软弱无力。就在几年前，这间病房门口还摆着一只棺材似的巨大钢铁装置，像是一艘单人潜水艇，固定在一副床架上面。装置的两侧各有几个镀铬开口，像海船的舷窗，可容人手伸进伸出。装置的一端是一个活动封口，人可以从中探出脑袋，而身体的其他部位都扣在这部怪物机器之内。这部“铁肺”曾是维持脊髓灰质炎患者生命的关键设备，当患者的肌肉因为病毒而变得乏力无用、无法再扩张胸部时，铁肺就会通过内部的压力起伏催动患者的胸廓。在 20 世纪 50

年代的照片中，仓库般的巨大病房里摆满一排排铁肺，病人的头从一端伸出，脸的上方悬着几面镜子，让他们能够环顾四周。此外还有其他神经系统的流行病，比如昏睡性脑炎，它在一战当中及战后共十年里，造成了约160万人死亡。这种可能与西班牙流感疫情有关的神秘疾病，出现和消失得都很神秘，除去病死了大量患者之外，还有约500万幸存者饱受折磨，他们的症状类似帕金森病，而且深度嗜睡，精神也有问题。因此，在看到这种名为“新冠”的病毒似乎也爱攻击神经细胞、特别是嗅觉感受神经元时，我们的心中泛起了一场神经劫难即将到来的隐忧。我们仿佛已经看到脑膜炎、麻痹和其他可怕并发症一齐暴发的场景。幸好，这种世界末日般的景象并未成真。新冠病毒是引发了一些神经系统并发症，但人数相对较少，且嗅觉和味觉的丧失更像是因为嗅上皮细胞受了感染，而感染并未深入神经元本身。虽然是有几种病毒会沿这条路线进入大脑，但幸好新冠病毒似乎不在此列。

不过，嗅觉系统这道从外界直通中枢神经系统的门户，或许还有一些更广的意涵。除了帕金森病在前期会使嗅觉丧失之外，嗅觉减退也是其他退行性脑病如阿尔茨海默病的特征。这当然可能是因为患者脑内的各嗅觉区域发生了病变，但也有证据指出，患者的嗅神经和鼻腔中的感受神经元，可能也受到了破坏，这也许是因为在阿尔茨海默病的高风险人士以及患者身上，负责这些神经细胞的常规再生和替换的干细胞较不活跃。

但如果将嗅觉减退与这些神经退行性疾病相关联，再参照其他发现，就会得出一个关于这些疾病产生机制的迷人假说。研究者已经在阿尔茨海默病人脑内发现了特殊的病毒 DNA。于是有一种“感染假说”认为，是疱疹病毒科的某些病毒制造了若干异常蛋白，造成神经细胞受损，而这些病毒是经由鼻子入脑的。该假说认为，这些名为“β 淀粉样蛋白”的异常蛋白或许具有抗微生物的作用，所以这些标志着阿尔茨海默病的蛋白团，其实是身体对病毒感染的反应。

而艾比闻不到气味的原因，至今仍是一个谜。扫描显示她的一侧嗅球小于常人，但家里人在她小时候就发现了她的鼻子有些毛病，比如她母亲就注意到她夜里经常打鼾，医生也查出她的腺样体特别肥大——或许就是这个堵塞了气味从她的口腔透入鼻腔的通道，破坏了她的鼻后嗅觉。她接受了摘除腺样体的手术，但没有效果。大约 11 岁时，她又接受了鼻中隔偏曲矫正术，以期治疗几处慢性炎症。艾比回忆，在这次手术后不久，她去伯明翰看望了亲戚。“我和小表弟在蹦床上玩，他不小心打到了我的鼻子。”后来她进屋去帮姨妈喂鱼，这是她很喜欢的一项活动。“我小时候一直很喜欢喂鱼。”她说，“然后那一刻，我闻到了鱼饲料的气味，那种感觉无法比拟，硬要说的话，就好像空气里多了一样东西。我也不能说我‘闻’到了它，因为那时的我还不知道‘闻’是什么意思。就好像你向来是个盲人，却冷不丁看见有一道闪光，接着那光又不见了。”之后的几个星期，艾比觉得自己似乎也尝出了巧克力橙派里的橙子风味，不再是只有甜味以及巧克力和橙酱的口感了，但这种风味很快也消失了。就仿佛空中有一道闪光，你弄不清究竟是看见了流星还是想象力在玩把戏，同样，艾比也说不清自己是否“尝到”了橙味。她猜想，是不是表弟对她鼻子的肘击，动了里面的什么东西，比如打掉了某块瘢痕组织？

艾比的嗅觉毕竟没有恢复，她清楚地认识到人生的一部分对她永久关闭了。一次学校里布置功课，老师要大家根据自己的五种感官写一个故事。艾比抗议说她做不到，因为她对嗅觉和味觉都没有概念。“然后老师说：‘那去问问你朋友吧。’可我要怎么问呢？”老师要她提问，可她连用来提问的语言都没有掌握。“我以前也让人跟我描述过气味，他们只说：‘反正就是那感觉嘛。’人家告诉我青草是有气味的。我实在是想不通。青草到处都是，你怎么还要通过气味辨别它？我要朋友跟我形容一下那是什么气味，她们说：‘唔，就是青草的气味呀，还能是什么？’”

谈到这里，艾比的沮丧显而易见：有一件东西编织进了身边每个人的生活里，而她却不理解那是什么。对大多数人而言，这东西无须解释，嗅觉就是本能的、无意识的。这种直接性或许可以解释我们的语言在描述嗅觉时为什么如此有局限，与描述其他感觉时大为不同。

对于艾比，提醒她嗅觉缺失的事总在发生：朋友们聊学校餐厅的食物，聊教室的气味，聊食物的味道和气味勾起的回忆。“这类话题太常见了，常见到根本没人注意、在意。”——只有她在意。此外，气味传递危险信号的作用也对艾比的生活颇有所谓。比如不久之前，有东西在烘干机里烧着了。朵恩说：“当时一楼已经浓烟滚滚，艾比却待在她的卧室里一无所知。”现在家里已经安装了火险报警器和燃气探测器。艾比也无法闻出食物是否已经变质，朵恩因此要时刻提醒她查看食品包装上的保质期。她还有在社交场合出丑的危险。朵恩这位母亲于是又多了一份责任，就是留意女儿的体味。“我老对她说：‘让我闻闻！可别忘了每天用体香剂！’”就这样，朵恩成了艾比的鼻子。

我问艾比和朵恩，在一个没有气味的世界里，她们是否担心未来。朵恩先说：“我担心以后我没法再提醒她体味不好或是食物变质了。还有她总会交男朋友，会想要穿他们的衬衣、闻他们的味道。”艾比补充说：“我有个好朋友，她说：‘男朋友送了我一件帽衫，我特喜欢，因为上面有他的气味。’我纳闷这有什么好喜欢的？那上面不是只有汗味吗？但看来那确实是一件很好的礼物，把他们俩联结在了一起。等再长大一点，我也想体验一下。”

嗅觉除了能提示危险、构成风味，还有艾比意指的勾起回忆之外，它还有一个受到低估的功能：辅助人类的互动，引导社交行为和性行为。挥发性化合物，即气味，无论是体味、尿味、粪味还是血味，都能在被捕食的物种心里激发恐惧和警觉，因为这些气味警告它们附近有捕食者出没。生病的动物散发出的化学物质也会使别的动物避开它们——能闻出“病味”是一项强大的生存技能。虽然不少哺乳动物很懂得嗅觉的好处，就比如狗，但对于我们这样的灵长动物，嗅觉系统的重要性已经在演化中下降，因为视觉的发展逐步替代了它的作用。

不过，嗅觉虽然对人类这一物种已经不再那么重要，但它毕竟直连着加工情绪的各个关键脑区，如杏仁核、眶额皮层以及边缘系统的其他区域，这一点依然独一无二。我们对自身嗅觉能力的认识虽不如对其他感觉那样清晰，但那些能力无疑是存在的。最近有实验显示，我们人类和其他动物一样，也能无意识地闻出生病同类的体味，并觉得厌恶。我们通过气味觉察到的，不仅仅有捕食者或疾病带来的危险。像信息素这样的化学信号，也能将一个人的情绪传给另一个人，不单是恐惧、紧张或焦虑这样的负面情绪，还有快乐、放松或性唤起等正面情绪。这类研究往往是对“捐献者”施加刺激，比如播放特定的视频或让他们从事剧烈运动，以引起他们的情绪反应，然后收集其汗水或眼泪。这方面的研究不计其数，也得出了一些普遍结论。首先，女性比男性更善于解读这些化学信号中的情绪，但是无论男女，都更擅长解读异性发出的信号。传达负面情绪的化学信号会改变“嗅闻者”，使他们开启防御性行为模式，调整风险偏好，并影响他们的认知和知觉能力。正面情绪也可以清晰地传达，不过它们似乎比负面情绪更为依赖视觉与嗅觉的协同。这些信号对吸引和交配的作用也很明显。男性在闻到女性悲伤的泪水后，会显示出比闻到对照组泪水时更低的性欲和睾酮浓度。

伴侣间的亲密关系会增强我们觉察这些情绪线索的能力。实际上，这些化学信号、这些我们或许没有意识到的气味，从一开始就引导着我们对伴侣的选择——从演化的角度看，这是我们最最重要的行为，个中选择左右着我们的基因存续。虽然人类有着努力改变或掩盖天然体味的悠久历史，但体味似乎仍是我们择偶时最重要的因素之一，甚至超过外表的吸引力。体味中的化学物质，除了让我们能推测他人的健康状况外，似乎还透露出潜在伴侣免疫系统的一些情况。人体对抗感染的方式是将外来蛋白暴露在免疫细胞面前，这就要用到一种称为“主要组织相容性复合体”（MHC）的分子信号机制。如果父母双方携带不同形式的 MHC，子女就有遗传优势。对小鼠的实验显示，小鼠会根据体味信号，选出遗传免疫状态与己不同的异性作为配偶。有证据指出人类身上也有此种机制，至少是在人以繁殖为目的择偶之时。研究表明，女性只要没有在使用激素避孕措施，又或是正处在月经周期中生育力最强的阶段，就会偏好散发某些体味的男性，这些男性的 MHC 基因，或是与择偶女性不同，或是比女性自己的范围更广——范围越广，就越能识别入侵者并启动免疫反应。这似乎不适用于服避孕药的女性，也不适用于女性对男性的吸引，表明个体可能生下孩子时，她会对气味格外挑剔，由此选出遗传上“强健”的伴侣。更有一项研究指出，难以怀上孩子的父母更可能有相似的基因。这也从 MHC 的角度强化了一个观点：与基因不同的人繁殖后代，在演化中具有优势。

我们的体味传达的，不仅有遗传信息。当女性处在月经周期的生育期时，她们还会偏好睾酮水平较高的男性的汗水。气味是一种秘语，能保证你孩子在遗传层面的健康——这一点对女性尤为重要，因为一般来说，女性一次只能将基因传给一个孩子。但是除了生殖以外，气味也是性吸引的语言。有越来越多证据显示，在人对体味的反应方面，不但两性有别，不同的性取向之间也有不同。在异性恋与同性恋被试之间，我们能不断观察到他们对体液中的单分子（如两性的性激素）会做出不同的反应。比如相比男异性恋者，男同性恋者似乎对雄烯酮（一种信息素，有时被农民用来诱导猪交配）更为敏感。还有更惊人的发现：气味似乎能传达某人是否有可能成为性伴侣。一项研究指出，男同性恋者在闻到男异性恋者的体味时会产生异样的反应，这暗示体味甚至可以是一种警示，告诉你不要爱上性取向与你不匹配的人。

显然，我们的嗅觉远不止能分辨玫瑰和茉莉，或是柠檬和橙子。它对人类行为及本能的诸多更为基础的方面，也有明确的作用。这种感觉如此古老，它不仅维系着物种内部的交流，甚至还促成了物种之间的沟通：比如马和狗等动物就能捕捉这样的嗅觉线索，以觉察人类的情绪状态或是疾病。这方面例子很多，比如经过训练的狗，能嗅出帕金森病或是新冠病症。而这一切，都发生在不知不觉当中，都是我们在日常生活中察觉不到的潜意识过程。嗅觉无疑是一种远古感觉，在演化意义上都十分古老，不单原始，也对我们的生存至关重要。

* * *

艾比等着给鼻子再做一次手术，想看看能否诱导出嗅觉。没有人能告诉她这样是否可行，但我个人是有一点悲观的。从直觉判断，要获得一种你从未拥有过的感觉，肯定比找回一种你失去的感觉要难。我忍不住要用视觉来作比。如果一个人的视觉障碍没有在童年得到纠正，那么他就不会发育出正常的视觉系统，以后再要恢复完整的视觉也不可能了。而艾比的扫描结果已经清楚显示了她的嗅球偏小，在我看来，这说明因为缺乏嗅觉刺激，她的这部分神经系统从来没有发育完全。就算现在能为她的嗅觉感受器送去通畅的气流，我也很怀疑她能就此获得正常的嗅觉——不过要是能证明我错了，我会很开心。

即使艾比真的获得了嗅觉，她的过去也已经永久遗失了。她母亲朵恩说：“我走到外面，闻到一阵气味，就能立刻回到过去。我们住在乡下，有时我路过一座房屋，会闻到烧柴的气味。我的祖父母是爱尔兰人，我以前去爱尔兰时，一走近他们的房子，就能闻到烧火的味儿。现在，一闻到这种气味，我就会立刻回到彼时彼地。这就是艾比缺的一件东西：她没有这样的回关——成长环境离赤道越远，患病风险就越高。有许多理论探讨了这一现象的原因：可能是遗传变异、维生素 D 水平或某些感染原，但还没有哪种得到了证明。无论如何，阿卜杜勒的症状既然影响了两条腿，那就肯定是脊髓出了问题。

带着不止一丝内疚，我试着打消阿卜杜勒的担忧，生怕他的焦虑会大规模升级。我知道如果现在就实话实说，这次问诊就会戛然而止，至少是不会得出任何有用的成果了。我告诉他，他的脊髓上似乎有一片炎症，但原因还不清楚。炎症偶尔是由病毒感染激发的自身免疫攻击引起的，这种炎症不太可能复发。我感到有义务向他明确，多发性硬化确有可能是他的病因，但也向他强调，一般人认为的多发性硬化是一种危及生命的毁灭性疾病，这种观念也需要纠正。

没出几天，他就接受了一次 MRI 扫描。在扫描影像上，我看到他的胸髓（脊髓位于胸部高度的那一段）底部有一大块异常，脑部也有几处区域损伤。这一切看起来很像多发性硬化，但扫描没有显示的是，这些炎症区块的形成时间并不相同。可是还没等我把这些结果告诉阿卜杜勒，也没来得及把片子拿去给神经放射科的同事复核，我的秘书就接到了他打来的电话，他在电话中声泪俱下，被可能的诊断结果吓坏了，我尽力安慰他，但徒然地失败了。后来复核结果出来，我立即给他回了电话介绍情况，并再次告诉他，他虽然真有可能是多发性硬化，但我们仍需要观察他的炎症是反复发作还是一次就好。我安排他三个月后再做一次扫描，观察是否有任何变化。可是短短几天后，阿卜杜勒就又打来电话，向我询问腰椎穿刺的事宜。大脑和脊髓沐浴在一种叫“脑脊液”的液体之中，在后腰刺入一根长针将脊髓液抽出分析，有助于确认对MS的诊断。但今天，我们一般只在诊断结果可疑时才做这件事。

再后来炎症缓解，他的症状也消除了。他的大腿仍有些轻微刺痛，那是脊髓的炎症破坏了腿部至脑的神经纤维束留下的影响。接下去他的命运就要交给多发性硬化门诊了，那里的医生会决定是否给他服药以预防复发。

* * *

实际上，钠通道、神经纤维以及脊髓中上升的纤维束等等一切，都只构成了主要事件的前奏。我们在前面各章已经看到，对感觉的体认，或者说对感觉输入的意识，是发生在脑内，而非神经或脊髓中的。许多生物，哪怕是变形虫之类的单细胞生物，都能够感觉到外部环境，并因此远离有毒刺激物或趋近食物。所以在某种意义上，它们也有感觉，也会对感觉、对周围的化学或机械世界的片段做出反应。但是这种对环境的反射反应，和有意识的感觉有着天壤之别。当我们人类感知到触觉时，它远远不是反射那么简单。我们为这些感觉赋予意义，并以我们的内部世界和更加宽广的外部世界为参照，解读皮肤告诉我们的信息。我们将一枚硬币握在手里，能认出那是硬币，并且理解它的用途。当我们爱抚一条狗，那种毛发松软的温暖感觉不仅符合我们对一条狗的预期，也联系着一种情感状态，是一种舒适而满足的感觉。当榔头砸到大拇指时，我们会做的不仅是迅速抽手，那种痛感也有情绪的一面。我们已经看到，疼痛对应的不是单一个脑区，而是多个区域，每一个都参与了疼痛体验中略微不同的方面，如疼痛的位置、疼痛的情绪元素，甚至是心跳加速、血压升高、呼吸加快等身体变化，它们共同为我们做好了在疼痛时逃跑或采取其他行动的准备。

我们对感觉的体认也受注意的重要影响。大脑无法加工并理解周围环境中的每一样事物，因此，脑内的诸多进程会像黑暗中的探照灯一样，照亮一小片我们的感觉世界，并强化其中的细节。我们都很熟悉这样的现象：在听觉环境中本来没有听到的某个声音，在你的注意被吸引过去之后，一下子就凸显了出来；还有龙头的滴水声，你一旦注意到它，就不可能再忽略。

而注意也是感知触觉的一个重要因素。你可以安安静静地坐着别动，然后想你的脚，注意袜子在脚趾上的触感、皮鞋给脚背的压力以及脚底对地板的踩踏。之前没有觉察的感觉开始涌现，就像眼前画面的模糊背景忽然获得了焦点，鲜明了起来。

这种注意焦点的变化也体现在痛觉之中。关注疼痛刺激会加重对疼痛强度的感知，而用其他智力任务分心，就能使一干负责定位疼痛的脑区减少活动。有一些治疗手段就运用了这个原理，比如基于正念的疗法，它们或是让你从疼痛上分心，或是帮你在剥离情绪成分后理解疼痛。

和其他感觉一样，我们无时不在分析自己的触感，并将它与我们对外部世界的预期或经历相比较。所谓“内在世界模型”，即我们从自身感官得出结论，这种观念的基础是我们对周围世界的预测。对任何人来说，现实和感知之间都会时有断开。错觉就是最明显的例子。错觉不仅有视觉、听觉的，也存在于触觉领域。有一个著名的现象叫“皮肤兔错觉”（cutaneous rabbit）：叫某人闭上眼睛，然后在他的前臂上敲六下——先是手腕上三下，暂停两秒，再是手肘上三下。这时，那人就会感觉有一连串敲打沿手臂向上移动，仿佛一只兔子在跳——这有力地展示了大脑是如何基于预期来解读触觉信息的。

* * *

好像朵恩受的苦还不够似的，她的脑膜瘤又带来了更多的症状。现在翻看她的病历，我回想起十多年前我和她初次见面，是因为一种截然不同的疾病，那种病她在三叉神经痛出现前很久就患上了：每周总有几次，有时甚至一天几次，她会出现一些异常情况。她说：“刚开始是突然一波恶心。接着又有点刺麻，每次都从左肩开始。不到一两秒钟，针刺样的感觉就会扩散到左臂、左腿和左脸，或者说弥漫整个左半边身体。接着它会在我身上持续 10—30 秒，然后消退。”这种刺麻感本身并不疼，但是，她继续说道：“那真的很令人分心，让我连话都说不下去。

受刺激时会发出电脉冲。有视杆细胞和视锥细胞两种类型，前者专门觉察暗光，后者则觉察亮光，它们的反应模式还使眼睛可以感知颜色。

海马（hippocampus）：颞叶的主要部分，紧连内嗅皮层，对长期记忆的沉淀起重要作用。在阿尔茨海默病人身上，海马往往是大脑最先萎缩的部位之一。

幻觉（hallucination）：在没有任何对象时感知到一些内容。和妄想一样，幻觉也是精神病的典型表现，但也可以在许多种神经障碍或正常生活中出现——区别在于精神病人会把幻觉当真。

基底膜（basilar membrane）：铺满耳蜗内部的一层膜，其振动对于听觉过程至关重要。

脊髓丘脑束（spinothalamic tracts）：脊髓内将痛感和温感从身体传至脑内的神经束。和背柱相反，它们位于脊髓中最近前胸的部分。

角膜（cornea）：眼球正面的一层透明组织，覆盖于瞳孔和虹膜之上。

精神病（psychosis）：指出现自以为真实的幻觉和/或妄想，表示病人已经无法牢固地把握现实。它主要是精神疾病的一种表现，偶尔也出现在神经系统疾病中。

抗体（antibody）：免疫系统制造的一种血液蛋白，作用是结合、反制像感染原这样的外来物质。有时抗体也会和体内的物质结合，造成自体免疫性疾病。

扣带回皮层（cingulate cortex）：位于脑中线深处的大脑皮层区域，

是边缘系统的组成部分，因此对情绪加工、学习和记忆相当重要，也积极参与动机与行为的连接。

眶额皮层(orbitofrontal cortex)：大脑皮层上位于大脑正面的区域，就在眼眶的上方一点。这块皮层负责决策功能，尤其是和特定行为相关的对奖赏或惩罚的预期。许多种精神障碍都涉及这块皮层。

里多克现象（Riddoch phenomenon）：指某人能在视野的某个区域感知到运动，但这个区域却看不见其他东西。

联觉（synaesthesia）：通常互不关联的几种感觉发生连接与融合。

盲视（blindsight）：可以对视野内的物体做出反应，却无法有意识地感知到这些物体的情况。

钠通道（sodium channel）：负责将电脉冲传至身体各处的分子装置。这些细胞膜上的微小孔隙或开或关，以应对周围环境的变化，如特定的化学物质或者电荷的改变。开启时，钠离子通过孔隙，造成可能扩散至整个细胞的电位变化。

脑干（brainstem）：脑的中间段，包含在脑和脊髓之间传输信号的所有神经束，以及负责呼吸、心率、眼动和吞咽等基本功能的几个中心。脑干由中脑、脑桥和延髓组成。

脑膜瘤（meningioma）：一种（通常是）良性的肿瘤，源自脑膜这一脑表面的膜状覆盖物。脑膜瘤会压迫或移动脑及神经组织，从而造成损伤，不过不产生任何危害的脑膜瘤也很常见。

内淋巴（endolymph）：一种液体，与外淋巴一起注满内耳的各中空结构。内淋巴的淤积被认为是梅尼埃病的原因。

内嗅皮层（entorhinal cortex）：大脑皮层上一个位于颞叶深处的

区域，对自传性记忆和空间记忆的形成有重要作用。

黏膜（mucosa）：分布于身体各腔及器官表面的膜，与外界有直接或间接接触，并由黏液腺保持湿润。口腔、鼻腔、呼吸系统及肠道的内表面都有黏膜。

颞叶（temporal lobe）：颞叶是许多神经功能的主要场所，如言语的产生和理解、视觉目标的识别和记忆。

前庭蜗神经（vestibulocochlear nerve）：一种脑神经，负责将有关听觉和平衡的信号由内耳传至脑部。

情感的（affective）：和心境或感受有关的。

躯体感觉皮层（体感皮层，sensory cortex）：大脑皮层上的一个区域，主要功能是对体感产生有意识的知觉。

去传入理论（deafferentation theory）：该理论认为，去掉对单个神经元或某片神经元网络的输入，会导致化学和/或结构上的变化，从而在没有输入的情况下促成自发电活动。

三叉神经（trigeminal nerve）：一种脑神经，主要作用是传递面部和头部的感觉信号。这根神经受损伤或受压迫，可能引起面部剧痛，称为“三叉神经痛”。

筛板（cribriform plate）：将鼻腔和颅腔内部隔开的骨性结构，其上有许多小孔，供负责嗅觉的神经纤维通过。

伤害性感受（nociception）：感知到任何有害（即可能造成损伤）的感觉刺激的过程，这类刺激可以是化学刺激、机械刺激或高温刺激。

神经元（neurone）：即神经细胞，是构成神经系统、传输电脉冲的重要元件。

视交叉（optic chiasm）：神经系统中两条视神经交会的地方，来自两眼的信息第一次在这里整合。

视盘（optic disc）：视网膜上的一个区域，是视神经入脑的入口，其上不含光感受器，所以会呈现为生理盲点。

视皮层（visual cortex）：大脑皮层上主要负责视觉功能的区域，位于枕叶表面。

视神经（optic nerve）：一种脑神经，将信息从两眼传入脑内，有左右两条，在视交叉处交会。

体感小人儿（homunculus）：人体在大脑体感皮层内的表征，形态扭曲，其中身体的敏感部位相比不敏感的区域大大夸张。

听小骨（ossicle）：中耳内连成一串的三块小骨头，即锤骨、砧骨和镫骨，负责将声脉冲由鼓膜传入耳蜗。

突触（synapse）：神经细胞间的微小裂隙，名为“神经递质”的化学物质在这里被释放和探测，以此传递神经脉冲。

图利奥现象（Tullio phenomenon）：由声音引起的眩晕。

妄想（delusion）：一种异常的固执信念，与理性的主张及现实相悖，是精神病的典型表现。

先兆（aura）：癫痫或偏头痛发作的前奏，通常表现为视觉障碍，但也不尽然。其症状与特定脑区（一般是枕叶）的异常电活动有关。

小脑（cerebellum）：位于头颅后部的脑区，主要功能是协调和管控肌肉活动及平衡。

心盲症（aphantasia）：缺乏唤起心理意象的能力，患者会失去“心眼”（mind’s eye）。

杏仁核（amygdala）：位于大脑颞叶深处的杏仁形结构，属于边缘系统，对情绪反应，尤其是恐惧起着基础作用。

嗅沟（olfactory groove）：筛板上的一处布满嗅球的浅坑。

嗅觉倒错（parosmia）：嗅觉的扭曲。

嗅觉丧失（anosmia）：闻不出气味。

嗅球（olfactory bulb）：嗅神经上的一个区域，就位于筛板上方一点点，最先从鼻黏膜中的嗅觉感受器接收嗅觉信号。

嗅神经（olfactory nerve）：一种脑神经，由鼻腔通入脑内，是所有嗅觉信息的通道。

枕叶（occipital lobe）：与大脑后部的区域枕叶有关的，枕叶主要负责视觉信号的知觉与加工。

中央凹（fovea）：视网膜上觉察视野中央信号输入的区域，中央凹上的感受器高度密集，能提供最大分辨率。

进阶阅读

本书病例背后的科学，大都可见于神经科学和临床精神病学的各种标准教材中，例子不胜枚举，这里只列一些我书架上的代表作：

Kandel, E. R., Schwartz, J. H., Jessell, T. M., Siegelbaum, S. A., Hudspeth, A. J. (eds), *Principles of Neural Science* (5th edition, McGraw-Hill Education, 2012).

Patten, J., *Neurological Differential Diagnosis* (2nd Edition, Springer, 1998).

Clarke, C., Howard, R., Rossor, M. and Shorvon, S. (eds), *Neurology: A Queen Square Textbook* (Wiley-Blackwell, 2009).

Brazis, P. W., Masdeu, J. C., Biller, J., *Localization in Clinical Neurology* (5th edition, Lippincott Williams and Wilkins, 2007).

更多专题阅读材料，请见如下参考文献：

视　觉

Cowey, A., 'The blindsight saga', *Experimental Brain Research*, 2010, 200(2): 3–24.

Chabanat, E., Jacquin-Courtois, S., Have, L., et al., 'Can you guess the colour of this moving object? A dissociation between colour and motion in blindsight', *Neuropsychologia*, 2019, 128: 204–208.

Ajina, S., Bridge, H., 'Blindsight and unconscious vision: what they teach us about the human visual system', *Neuroscientist*, 2017, 23(5): 529–41.

O'Brien, J., Taylor, J. P., Ballard, C., et al., 'Visual hallucinations in neurological and ophthalmological disease: pathophysiology and management', *Journal of Neurology, Neurosurgery and Psychiatry*, 2020, 91(5): 512–19.

Ffytche, D. H., 'Visual hallucinations in eye disease', *Current Opinion in Neurology*, 2009, 22(1): 28–35.

Leroy R., 'The syndrome of Lilliputian hallucinations', *Journal of Nervous and Mental Disease*, 1922, 56: 325–33.

Teufel, C., Fletcher, P. C., 'Forms of prediction in the nervous system', *Nature Reviews: Neuroscience*, 2020, 21(4): 231–42.

Corlett, P. R., Horga, G., Fletcher, P. C., et al., 'Hallucinations and strong priors', *Trends in Cognitive Sciences*, 2019, 23(2): 114–27.

Adcock, J. E., Panayiotopoulos, C. P., 'Occipital lobe seizures and epilepsies', *Journal of Clinical Neurophysiology*, 2012, 29(5): 397–407.

听觉与平衡

Schnupp, J., Nelken, I., King, A., *Auditory Neuroscience* (MIT Press, 2012).

Ward, B. K., Carey, J. P., Minor, L. B., 'Superior Canal Dehiscence Syndrome: lessons from the first 20 years', *Frontiers in Neurology*, 2017, 8: 177.

Nakashima, T., Pyykko, I., Arroll, M. A., et al., 'Ménière's disease', *Nature Reviews: Disease Primers*, 2016, 2: 1–18.

Baloh, R. W., 'Prosper Ménière and his disease', *Archives of Neurology*, 2001, 58(7): 1151–6.

Coebergh, J. A. F., Lauw, R. F., Sommer, I. E. C., Blom, J. D. 'Musical hallucinations and their relation with epilepsy', *Journal of Neurology*, 2019, 266(6): 1501–15.

Coebergh, J. A. F., Lauw, R. F., Bots, R., et al., 'Musical hallucinations: review of treatment effects', *Frontiers in Psychology*, 2015, 6: 814.

Baguley, D., McFerran, D., Hall, D., 'Tinnitus', *Lancet*, 2013, 382(9904): 1600–07.

Slade, K., Plack, C. J., Nuttall, H. E., 'The effects of age-related hearing loss on the brain and cognitive function', *Trends in Neuroscience*, 2020, 43(10): 810–21.

Eckert, M. A., Harris, K. C., Lang, H., et al., 'Translational and interdisciplinary insights into presbyacusis: a multidimensional disease', *Hearing Research*, 2021, 402: 108–109.

Corlett, P. R., Honey, G. D., Pletcher, P. D., 'Prediction error, ketamine and psychosis: an updated model', *Journal of Psychopharmacology*, 2016, 30(11): 1145–55.

触　觉

Beecher, H. K., 'Pain in men wounded in battle', *Annals of Surgery*, 1946, 123(1): 96–105.

Linden, D. J., *Touch: The Science of the Sense That Makes Us Human* (Penguin, 2015).

Tang, Z., Chen, Z., Tang, B., Jiang, H., 'Primary erythromelalgia: a review', *Orphanet Journal of Rare Diseases*, 2015, 10: 127.

Bennett, D. L. H., Woods, C. G., 'Painful and painless channelopathies', *Lancet: Neurology*, 2014, 13(6): 587–99.
Dib-Hajj, S. D., Waxman, S. G., 'Sodium channels in human pain disorders: genetics and pharmacogenomics', *Annual Review of Neuroscience*, 2019, 42: 87–106.
Isbister, G. K., Kiernan, M. C., 'Neurotoxic marine poisoning', *Lancet: Neurology*, 2005, 4(4): 219–28.
Friedman, M. A., Fleming, L. E., Fernandez, M., et al., 'Ciguatera fish poisoning: treatment, prevention and management', *Marine Drugs*, 2008, 6(3): 456–79.
Shah, S., Vazquez do Campo, R., Kumar, N., et al., 'Paraneoplastic myeloneuropathies: clinical, oncologic, and serologic accompaniments', *Neurology*, 2021, 96(4): e632–9.
Peirs, C., Seal, R. P., 'Neural circuits for pain: recent advances and current views', *Science*, 2016, 354(6312): 578–84.
Besson, J. M., 'The neurobiology of pain', *Lancet*, 1999, 353(9164): 1610–15.
Damien, J., Colloca, L., Bellei-Rodriguez, C.-E., Marchand, S., 'Pain modulation: from conditioned pain modulation to placebo and nocebo effects in experimental and clinical pain', *International Review of Neurobiology*, 2018, 139: 255–96.
Silas Weir Marshall. 'The case of George Dedlow', *Atlantic Monthly*, July 1866, pp.1–10.

味觉与嗅觉

de Araujo, I. E., Schatzker, M., Small, D. M., 'Rethinking food reward', *Annual Review of Psychology*, 2020, 71: 139–64.
Blankenship, M. L., Grigorova, M., Katz, D. B., Maier, J. X.,

'Retronasal odor perception requires taste cortex, but orthonasal does not', *Current Biology*, 2019, 29(1): 62–9.

Small, D. M., 'Flavor is in the brain', *Physiology and Behavior*, 2012, 107(4): 540–52.

Daniels, J. K., Vermetten, E., 'Odor-induced recall of emotional memories in PTSD – review and new paradigm for research', *Experimental Neurology*, 2016, 284(Pt B): 168–80.

DeVere, R., 'Disorders of Taste and Smell', *Continuum*, 2017, 23(2): 421–46.

Calvi, E., Quassolo, U., Massaia, M., et al., 'The scent of emotions: a systematic review of human intra- and inter-specific chemical communication of emotions', *Brain and Behavior*, 2020, 10(5): e01585.

Genva, M., Kemene, T., K., Deleu, M., et al., 'Is it possible to predict the odor of a molecule on the basis of its structure?', *International Journal of Molecular Sciences*, 2019, 20(12): 3018.

Roper, S. D., Chaudhari, N., 'Taste buds: cells, signals and synapses', *Nature Reviews: Neuroscience*, 2017, 18(8): 485–97.

Kinnamon, S., Finger, T. E., 'Recent advances in taste transduction and signaling', *F1000 Research*, 2019, 8: 2117.

Lübke, K. T., Pause, B. M., 'Always follow your nose: the functional significance of social chemosignals in human reproduction and survival', *Hormones and Behavior*, 2015: 134–44.

Dibattista, M., Pifferi, S., Menini, A., Reisert, J., 'Alzheimer's disease: what can we learn from the peripheral olfactory system?', *Neuroscience*, 2020, 14: 440.

Glezer, A., Bruni-Cardoso, A., Schechtman, D., Malnic, B., 'Viral infection and smell loss: the case of Covid-19', *Journal of Neurochemistry*, 2020, 157(4): 930–43.

Wang, F., Wu, X., Gao, J., et al., 'The relationship of olfactory function and clinical traits in major depressive disorder', *Behavioral Brain Research*, 2020, 386: 112594.

Rochet, M., El-Hage, W., Richa, S., et al., 'Depression, olfaction, and quality of life: a mutual relationship', *Brain Sciences*, 2018, 8(5): 80.

Brennan, P. A., '50 years of decoding olfaction', *Brain and Neuroscience Advances*, 2018, 2: 2398212818817496.

联觉、心盲症与更广泛的知觉

Hoffman, D. D., *The Case Against Reality: Why Evolution Hid the Truth from our Eyes* (Allen Lane, 2019).

Simner, J., 'Defining synaesthesia', *British Journal of Psychology*, 2012, 103(1): 1–15.

Neckar, M., Bob, P., 'Neuroscience of synesthesia and cross-modal associations', *Reviews in the Neurosciences*, 2014, 25(6): 833–40.

Jewanski, J., Simner, J., Day, S. A., Rothen, N., Ward, J., 'The evolution of the concept of synesthesia in the nineteenth century as revealed through the history of its name', *Journal of the History of the Neurosciences*, 2020, 29(3): 259–85.

Fulford, J., Milton, F., Salas, D., et al., 'The neural correlates of visual imagery vividness – an fMRI study and literature review', *Cortex*, 2018, 105: 26–40.

Zeman, A., Milton, F., Della Sala, S., et al., 'Phantasia – the psychological significance of lifelong visual imagery vividness extremes', *Cortex*, 2020, 130: 426–40.

Zeman, A., Dewar, M., Della Sala, S., 'Lives without imagery – congenital aphantasia', *Cortex*, 2015, 73: 378–80.

Zeman, A., Della Sala, S., Torrens, L. A., et al., 'Loss of imagery phenomenology with intact visuo-spatial task performance: a case of "blind imagination"', *Neuropsychologia*, 2010, 48(1): 145–55.

译名对照表

A

阿尔茨海默病：Alzheimer's disease
阿片样物质：opioid
安慰剂效应：placebo effect/response
桉树脑：eucalyptol
胺：amine

B

β淀粉样蛋白沉积：beta-amyloid deposition
白眉歌鸫：redwing，Turdus iliacus
白内障：cataract
白血病：leukemia
瘢痕组织：scar tissue
半规管：semicircular canal
邦纳综合征：Charles Bonnet Syndrome
倍他司汀：betahistine
背柱：dorsal column
贝尔麻痹（特发性面神经麻痹）：Bell's palsy，idiopathic facial palsy
本体感觉（关节位置感）：proprioception，joint position sense
苯硫脲：phenylthiocarbamide，PTC
鼻道：nasal meatus/passage
鼻窦：sinus
鼻后：retronasal
鼻前：orthonasal
鼻塞：nasal congestion
鼻中隔偏曲：deviated septum，deflection of nasal septum
避孕：contraception
变形虫（阿米巴原虫）：amoeba
变异：variation
表征：representation
病原菌学说：germ theory of disease
病征：sign
薄荷醇：menthol
布朗-塞卡综合征：Brown-Séquard syndrome
布洛芬：ibuprofen

C

草地鹨：meadow pipit，Anthus

pratensis
[体] 侧线：lateral line
查房：[ward-]round
茶碱：theophylline
肠易激综合征：irritable bowel syndrome，IBS
超兴奋性：hyperexcitability
痴呆：dementia
尺神经麻痹：ulnar palsy
冲击伤：blast injury
种荚：seed pod
抽搐：convulsion
初级幻视：elementary visual hallucination
初级躯体感觉皮层：primary [somato-] sensory cortex
初级视皮层：primary visual cortex
初级嗅皮层：primary olfactory cortex
处方：prescription
创伤后应激障碍：post-traumatic stress disorder，PTSD
锤骨：malleus
垂体：pituitary gland
磁共振成像：magnetic resonance imaging，MRI
错觉：illusion ①

D

大奥蒙德街 [儿童] 医院：Great Ormond Street Hospital
大出血：haemorrhage
大流行：pandemic
大麻素：cannabinoid
大脑皮层：cerebral cortex
戴菊：goldcrest，Regulus regulus
导水管周围灰质：periaqueductal grey，PAG
镫骨：stape
镫骨肌：stapedius
骶骨：sacrum
递质：transmitter
癫痫：epilepsy
电磁辐射：electromagnetic radiation
跌倒发作：drop attack
顶叶：parietal lobe
东星斑：coral trout，Plectropomus leopardus
冻疮：frostbite
动脉：artery
动脉瘤：aneurysm
动作灵活性：dexterity [of action]
对映体：enantiomer
多巴胺：dopamine
多发性硬化：multiple sclerosis，MS

E

恶性：malignant
恶性贫血：pernicious anaemia
儿科：paediatrics
耳郭（外耳）：pinna
耳鸣：tinnitus
[图氏] 耳石危象：Tumarkin's otolithic crisis
耳蜗：cochlea

F

[神经] 发放：fire
发酵：fermentation
乏力：weakness
番木鳖碱（士的宁）：strychnine

反安慰剂：nocebo
放射治疗（放疗）：radiotherapy
非甾体类：non-steroidal
腓骨头：head of fibula
腓总神经：common peroneal nerve
肺尖：apex of lung
分贝：decibel
分流管：shunt
浮游生物：plankton
副作用：side effect
复发：relapse
复合性骨折（开放性骨折）：compound fracture
复视：double vision
腹股沟：groin
腹腔：abdominal cavity

G 干细胞：stem cell
感觉辨别：sensory discrimination
感觉超载：sensory overload
躯体感觉皮层（体感皮层）：sensory cortex
感觉器：sensory organ
感染原：infectious agent
感受器：[sensory] receptor ①
感知：perceive
睾酮：testosterone
高级住院医师：senior house officer
隔离衣：apron
盖伊医院：Guy's Hospital
功能性磁共振成像：functional magnetic resonance imaging，fMRI
共振频率：resonant frequency
姑息治疗：palliative care
孤独症：autism
孤独症谱系障碍：autistic spectrum disorder，ASD
谷氨酸盐：glutamate
骨迷路：bony labyrinth
骨听觉过敏：bone hyperacusis
鼓膜：eardrum
鼓室通气管：grommet
鼓室注射：intra-tympanic injection
冠状动脉：coronary artery
光感受器：photoreceptor
光敏性癫痫：photosensitive epilepsy
规培医生：trainee
过敏反应：allergic reaction
过敏性休克：anaphylactic shock

H HIV（人免疫缺陷病毒）：human immunodeficiency virus
海马：hippocampus
颌面外科：maxillofacial surgery
黑斑蝗莺：grasshopper warbler，Locustella naevia
虹膜：iris
红十字会：Red Cross
化脓：suppuration
坏疽：gangrene
幻听：auditory hallucination
幻象：illusion ②
幻肢：phantom limb
黄斑变性：macular degeneration
挥发性：volatile

会厌：epiglottis
昏睡性脑炎：encephalitis lethargica
混响：reverberation

J 基底膜：basilar membrane
机械能：mechanical energy
激素：hormone
肌腱：tendon
肌梭感受器：muscle spindle receptor
肌纤维：muscle fibre
脊髓灰质炎：polio[-myelitis]
脊髓丘脑束：spinothalamic tract
脊髓亚急性联合变性：subacute combined degeneration of the [spinal] cord
脊柱：spine，spinal column
加巴喷丁：gabapentin
颊窝：pit organ，facial pit
假体：prosthesis
肩胛：shoulder blade
减震器：dampener
检眼镜：ophthalmoscope
碱基：base
交感神经：sympathetic nerve
焦油：tar
角膜：cornea
截肢：amputation
结肠癌：colon cancer
结核：tuberculosis
结直肠癌：colorectal cancer
金标准：gold standard
[癌症]浸润：infiltration
晶状体：lens
精神病：psychosis
精神分裂症：schizophrenia
静脉穿刺：venipuncture
静脉曲张：varicose vein

K 咖啡因：caffeine
卡祖笛：kazoo
抗生素：antibiotic
抗体：antibody
柯蒂氏器：Organ of Corti
可待因：codeine
可塑性：plasticity
快蛋白：prestin
眶额皮层：orbitofrontal cortex
奎宁：quinine
溃疡：ulcer

L 辣根：horseradish
辣椒素：capsaicin
莱尔米特现象：Lhermitte's phenomenon
老年聋：presbyacusis
类固醇：steroid
里多克现象：Riddoch phenomenon
利多卡因：lidocaine
联觉：synaesthesia
良性：benign
良性阵发性位置性眩晕：benign paroxysmal positional vertigo，BPPV
灵长动物：primate
流感：influenza，flu
流行病：epidemic

颅底：base of the skull
颅骨：cranium，skull
氯胺酮（克他命）：ketamine
氯仿：chloroform
卵圆窗：oval window

M 麻风病：leprosy
麻木：numbness
慢性葡萄膜炎：chronic uveitis
盲视：blindsight
毛囊：follicle
梅尼埃病：Méniere's disease
迷路炎：labyrinthitis
迷走神经：vagus nerve
免疫球蛋白：immunoglobulin
免疫应答：immune response
面神经：facial nerve
摩菲眼科医院：Moorfields Eye Hospital

N 纳洛酮：naloxone
钠通道：sodium channel
脑岛（岛叶）：insula
脑干：brainstem
脑脊液：cerebrospinal fluid
脑 [脊] 膜：meninges
脑膜瘤：meningioma
脑桥：pons
脑神经：cranial nerve
脑实质：brain substance
内耳：inner ear
内窥镜：endoscopy
内淋巴水肿（膜迷路积水）：endolymphatic hydrop (hydrolabyrinth)
内嗅皮层：entorhinal cortex
内源性：endogenous
能级：energy level
黏度：viscosity
黏膜：mucosa
黏液腺：mucous gland
尿潴留：urinary retention
啮齿动物：rodent
颞骨：temporal bone
颞叶：temporal lobe
颞中运动复合体：middle temporal motion complex
浓液：pus
脓毒 [血] 症：sepsis
脓肿：abscess

O 偶发瘤：incidentaloma

P 帕金森病：Parkinson's disease，PD
排异：reject，rejection
疱疹：herpes
配镜师：optician
皮层盲（皮质盲）：cortical blindness
皮肤兔错觉：cutaneous rabbit
偏头痛：migraine

Q 气管：windpipe
前扣带回皮层：anterior cingulate cortex
前庭神经元炎：vestibular neuronitis
前庭蜗神经：vestibulocochlear nerve

前庭系统：vestibular system
[癌症]侵袭：invasion
青光眼：glaucoma
青贮饲料：silage
球囊：saccule
球芽甘蓝：Brussell sprout
去传入：deafferentation
全身麻醉（全麻）：general anaesthetic
醛：aldehyde

R 人类基因组：human genome
褥疮：bed sore
软腭：soft palate

S 赛洛西宾：psilocybin
三叉神经：trigeminal nerve
三叉神经痛：trigeminal neuralgia
色盲：colour blindness
筛板：cribriform plate
闪光滞后错觉：flash-lag illusion
伤害性感受：nociceptive
上半规管裂综合征：superior canal dehiscence syndrome，SCDS
上颌：upper jaw，maxilla
舌咽神经：glossopharyngeal nerve
身心问题：mind-body problem
神经放射科：neuroradiology
神经根：nerve root
神经末梢：nerve ending
神经内科：neurology
神经外科：neurosurgery
神经元：neurone，neuron
神经症：neurosis
神秘果：miracle fruit/berry，Synsepalum dulcificum
神秘果蛋白：miraculin
声影：acoustic shadow
生长板（骺板）：growth plate (epiphyseal plate)
生理心理学：physiological psychology
生理盐水：normal saline
圣托马斯医院：St Thomas' Hospital
失禁：incontinence
失眠：insomnia
尸检：autopsy
十字花科：cruciferous
石墨烯：graphene
矢状窦：sagittal sulcus
示痛不能：pain asymbolia
视杆细胞：rod
视光医师：optometrist
视交叉：optic chiasm
视力减退：visual loss
视盘：optic disc
视神经：optical nerve
视网膜：retina
视网膜脱离：retinal detachment
视锥细胞：cone
[血管]收缩：constriction
手术刀：scalpel
受体：receptor ②
[血管]舒张：dilation
双相[情感]障碍：bipolar [affective] disorder
水平细胞：horizontal cell
髓鞘：myelin sheath

T

他汀：statin
胎传梅毒：congenital syphilis
瘫痪（麻痹）：paralysis
糖尿病：diabetes
特发性颅内高压症：idiopathic intracranial hypertension
特化：specialise
特异性：idiosyncrasy
疼痛矩阵：the pain matrix
条件反射：conditioning
听觉皮层：auditory cortex
听力减退（听力损失）：hearing loss
听小骨：ossicle
瞳孔：pupil
酮咯酸：ketolorac
突变：mutation
突触：synapse
图利奥现象：Tullio phenomenon
退行性：degenerative
脱水：dehydrated
椭圆囊：utricle
唾液：saliva

W

瓦氏吹张法：Valsalva manoeuvre
外耳：outer ear
外毛细胞：outer hair cell
[细胞] 外膜：outer membrane
玩偶眼反射：doll's eye reflex
妄想：delusion
维生素 B_{12} 缺乏症：vitamin B_{12} deficiency
味觉核：gustatory nucleus
味蕾：taste bud

X

西班牙流感：Spanish flu
先天性无痛症：congenital insensitivity to pain，CIP
先兆：aura
腺样体：adenoid
香草醛：vanillin
橡胶手错觉：rubber hand illusion
小扁豆（兵豆）：Lens culinaris，lentil
小脑：cerebellum
哮喘：asthma
谐波：harmonic
血管成形术：angioplasty
血管外科：vascular surgery
血浆：plasma
血清素：serotonin
心境：mood
心率：heart rate
心盲症（想象障碍）：aphantasia
心脏停搏：cardiac arrest
信息素：pheromone
性唤起：sexual arousal
杏仁核：amygdala
胸髓：thoracic cord
雄 [甾] 烯酮：androstenone
嗅沟：olfactory groove
嗅觉倒错：parosmia
嗅觉感受基因：olfactory receptor gene
嗅觉减退：hyposmia
嗅觉训练：smell [re-]training
嗅球：olfactory bulb
嗅上皮：olfactory epithelium
嗅神经：olfactory nerve
[汽车] 悬架：suspension

雪卡毒素：ciguatoxin

Y 牙龈：gum
亚细胞级：subcellular
咽鼓管：Eustachian tube，pharyngotympanic tube
延髓：medulla
眼科学：opthalmology
腰间盘：intervertebral disc
腰椎穿刺（腰穿）：lumbar puncture
一氧化二氮（氧化亚氮）：nitrous oxide
医源性：iatrogenic
移植[物]：graft
乙酰胆碱：acetylcholine
抑郁：depression
引流：drain
营养不良：malnourished
应激：stress
硬腭：hard palate
语义：semantic
原发性红斑性肢痛症：primary erythromelalgia，PE
月经周期：menstrual cycle
运动皮层：motor cortex

Z 藏红花：saffron
藻类：algae
闸门学说：gate-control theory
砧骨：incus
枕叶：occipital lobe
诊查床：examination couch
振幅：amplitude
镇痛：analgesia
症状：symptom
知觉：perception
脂肪感受器：fat receptor
脂肪酸：fatty acid
植化素（植物化学物质，植物生化素）：phytochemical
止血带：tourniquet
中耳：middle ear
中脑：midbrain
中枢神经系统：central nervous system
中央凹：[central] fovea
肿瘤：tumour
中风（脑卒中）：stroke
重症监护室：intensive care unit，ICU
周围神经：peripheral nerve
主动脉瘤：aortic aneurysm
主任医师：consultant
主诉：primary complaint
主要组织相容性复合体：major histo-compatibility complex，MHC
主治医师：registrar
[癌]转移：metastasis
椎骨：vertebra
椎管：spinal canal
自身免疫病：autoimmune disease
自我感：sense of self
自传性记忆：autobiographical memory
坐骨神经痛：sciatica